Peggy Favez

Endométriose

F1RST
ÉDITIONS

Endométriose

ISBN : 978-2-412-05445-1
Dépôt légal : mai 2020
Imprimé en France par Normandie Roto Impression s.a.s. (2001557)

Correction : Françoise Caille
Mise en page : Istria

Éditions First, un département d'Édi8
92, avenue de France
75013 Paris
France
Tél : 01 44 16 09 00
Fax : 01 44 16 09 01
Email : firstinfo@efirst.com
Ste Internet : www.lisez.fr

Sommaire

Introduction

Ça commence comme ça.

Une envie de pleurer, légère ; souvent en disant « au revoir » ou même « à tout à l'heure » ; en regardant la nature ou en lisant quelque chose de beau. Je me sens un peu seule, c'est paradoxal, car j'adore avoir des moments de solitude.

À ce moment-là, tout s'éclaire, je sais ! Elles arrivent bientôt ! Sûrement demain. Je regarde mon calendrier et oui, c'est ça, le jour fatidique approche. Dans cette journée d'attente, en général je fais du shopping, souvent l'unique et le plus efficace du mois, j'achète de jolies choses qui me ressemblent et que je ne regrette jamais. Puis j'ai envie de câlins, de massages, d'aller chez le coiffeur et de moments où quelqu'un s'occupe de moi. C'est sûr, demain elles seront là.

Le lendemain, elles sont là et je souris. Comment le sais-je ? Ça coule. Et puis je sens un peu plus mon utérus et mon ventre, tous les deux un peu engourdis bien qu'en pleine action. Vous me direz « c'est tout » ? Je vous répondrais

« oui, c'est tout » et je sourirais, encore. Car elles et moi, cela n'a pas toujours été ainsi.

Aujourd'hui, j'aime avoir mes règles, car c'est bien d'elles dont il s'agit, ces invitées. J'aime ce sang qui coule, qui vient de moi, un sang qui me dit que je suis femme et qu'enfin j'ai des cycles réguliers. Réguliers, oui, enfin plutôt courts si j'en crois la norme établie, mais comme je n'ai jamais été dans la norme, celle-ci me va bien.

Trois jours, trois jours où ça coule doucement d'abord, un peu plus ensuite avant de redevenir un léger flux et de s'arrêter simplement. Trois jours où je prends le temps, le temps d'être avec elles, de les écouter, de les prendre en compte, de les respecter et de vivre avec et à travers elles, ces invitées mensuelles qui me rendaient visite irrégulièrement depuis l'âge de dix ans et demi que j'ai commencé à apprécier à trente-cinq ans. Quelques années de paix et de complicité, c'est bien court pour une si longue relation.

Voilà pourquoi ces trois jours sont précieux, car nous avons du temps à rattraper elles et moi. Trois jours donc où le temps est comme suspendu, tournant autour d'elles, de mon corps, de moi, moi et moi. J'écris, je lis, je paresse, je savoure. Je savoure ces trois jours au cours desquels je pourrais être plus active, car mes invitées sont très discrètes et sympas, mais je décide que non. Non, car trop longtemps elles étaient bruyantes, ingérables, même violentes, alors, maintenant qu'elles et moi on s'accorde, je mets un point d'honneur à conserver cette belle complicité et à ne pas les ignorer.

Trois jours où, par respect pour nous, je prends le temps de ralentir, d'écouter profondément et de me retrouver,

retrouver celle que je suis vraiment, là, tout au fond. Lorsque j'ai appris à écouter cette femme-là, cette adolescente-là, cette petite fille-là et à respecter leur nature profonde, mes invitées se sont tout naturellement adoucies.

Cette histoire commence ainsi et je vous livre déjà la clé, pour moi, de l'équilibre et de la paix avec soi-même. Un chemin sinueux, douloureux, caillouteux, semé de pièges, de vagues et autres embûches. Le parcours d'une combattante qui a baissé les armes, arrêté de lutter et de nager à contre-courant vers une bouée lointaine à laquelle s'accrocher quand elle a compris que la réponse était peut-être là : s'arrêter pour écouter ce que son ventre lui murmure depuis des années et qui, un jour, pour se faire entendre, a été obligé de se mettre à hurler.

Mes premières fois

Mes premières règles

Elles sont arrivées trop tôt. J'avais dix ans et demi, c'était l'hiver, il faisait froid, j'étais dans une station de ski à la montagne, habillée d'une combinaison, à la caisse d'un supermarché.

J'ai senti quelque chose de bizarre entre les jambes, une sensation inconnue, quelque chose d'indéfinissable. Ça coulait. J'ai touché discrètement ma combinaison de ski. Sur mes mains, j'ai senti quelque chose de chaud, d'humide. Ma main était rouge, je ne comprenais pas. Ma mère, surprise, m'a lancé : « Oh, ma chérie », puis nous sommes rentrés au chalet. Je me suis retrouvée au lit, avec un thé.

J'ai peu de souvenirs de ce qui s'est dit ni des explications reçues à ce moment-là, mais une image un peu floue me revient, mon père m'a offert des fleurs, car j'étais devenue une femme.

Peu de souvenirs, mais peut-être assez pour lier cet événement à une maladie ou à un mauvais moment. Assez pour comprendre qu'à cet instant a commencé ma vie de femme et qu'à dix ans et demi, c'était bien trop tôt et effrayant. Parce que finalement, c'est quoi être une femme ? Et qu'est-ce que cela changeait à ma vie ? Qu'est-ce que cela impliquait ? J'allais être différente ? Je devais être différente ? Quelques heures plus tôt, je skiais insouciante, pensant certainement à mes copines, au livre que je lisais, aux jeux que j'aimais, à la rentrée scolaire approchant à grands pas. Puis, en un instant, j'étais au lit et devenue une femme.

Avec le recul, je comprends qu'en tant que petite « grande » fille de dix ans j'aie ignoré mes règles. Je n'en ai pas été fière et n'ai pas cherché à savoir ce qui se passait. Moi qui maintenant aime les symboliques liées au corps et à ses symptômes, je réalise qu'à la même période je suis devenue myope, un peu après l'arrivée de mes premières règles. Ma vue a changé et j'ai dû porter des lunettes, peut-être un signe que je ne voulais pas voir ce qui se passait, ni l'avenir ni les changements qui font si peur : passer de l'enfance à l'adolescence, puis à une vie d'adulte.

Les autres souvenirs de cette période vacillent entre découverte des tampons et autres serviettes hygiéniques : choix des paquets les plus jolis et colorés, gêne lors des passages en caisse, lecture de la notice des tampons, suivi des instructions et sensations désagréables à l'intérieur de moi. Des impressions de brûlures comme si mon intérieur s'arrachait quand je les enlevais.

Je garde aussi de mes règles d'adolescente le souvenir de cette peur bleue que ça « déborde », avec des allers et retours incessants aux toilettes pour vérifier que le sang n'ait pas trop coulé, ou taché mes vêtements.

Je me souviens de mon prof de natation qui ne me croyait pas lorsque je lui disais ne pas pouvoir participer au cours, même avec un mot de mon père pour preuve. Je me souviens aussi d'un copain de mon frère qui, venant vers moi en riant et brandissant une règle millimétrée, me disait « t'as tes… ».

Plus ces souvenirs ressurgissent et plus je comprends pourquoi j'ai fait comme si ces « invitées-là » n'existaient pas.

On parlait peu dans ma famille. Si, on parlait beaucoup de ce qui se passait dans le monde, de politique, d'école, de voyages, du quotidien, mais pour ce qui touche aux émotions ou à l'intimité, c'était silence radio, inconfort et échappée vers des sujets plus « concrets ».

Et j'étais apparemment devenue une femme, alors je devais gérer moi-même mes invitées quand elles étaient là. J'ai découvert la vie des femmes avec peu d'informations, à tâtons.

Je me débrouillais et apprenais là où je pouvais : dans les livres que je dévorais depuis toute petite, dans les magazines destinés aux adolescentes avec des photos de jeunes filles qui ne me ressemblaient pas, car elles avaient une peau parfaite, elles étaient pétillantes et bien dans leur vie. J'ai appris aussi avec les copines, celles qui en savaient plus que moi et celles qui découvraient, elles aussi à tâtons, ces mystères du féminin que les générations de femmes qui nous ont précédées ont souvent cessé de nous transmettre par pudeur, par négligence, par culture, par désintérêt, par tabou ou simplement par ignorance.

J'ai oublié la date précise de mon premier rendez-vous avec une gynécologue. J'en ai peu de souvenirs. Je me souviens du trajet en train, c'est tout. Pas de souvenir d'une salle d'attente, de mon premier examen gynécologique, d'avoir dû me déshabiller, m'installer sur le fameux fauteuil aux étriers, les jambes écartées en face d'une inconnue. J'avais choisi une femme après une discussion avec ma mère, pour le reste je ne me souviens de rien.

Était-ce insignifiant pour moi, à l'époque ? Étais-je totalement désinhibée au point d'avoir tout oublié aujourd'hui ? Ou avais-je déjà mis en place le magnifique outil qu'est le déni ou la dissociation afin de me couper des ressentis physiques et émotionnels lors d'une expérience inconfortable que je ne savais pas gérer ?

Elle est restée ma gynécologue une dizaine d'années, elle était toute petite, avec des cheveux gris tirés en queue de cheval basse, pas maquillée, très dynamique et énergique, mais douce dans ses gestes. Quand je lui ai parlé de mes douleurs de règles et des boutons qui envahissaient mon visage, mon décolleté, mon dos, ma vie, elle m'a prescrit la pilule.

Lettre à mon gynécologue

En écrivant ce livre, je me dis que j'aurais aimé une première consultation comme celle que je vais décrire dans cette lettre. La consultation d'un gynécologue qui accueille une jeune fille pour la première fois.

« Cher gynécologue,

J'aimerais, lors de cette première rencontre, me sentir à l'aise, me réjouir de ce moment, car, semble-t-il, je vais apprendre beaucoup de choses. Je vais découvrir les mystères de mon corps qui change, depuis quelque temps, et que je ne comprends pas très bien.

J'aimerais me sentir à l'aise dans la salle d'attente, y voir de jolies affiches représentant l'anatomie de mon corps pour les regarder sans avoir l'impression d'être en cours de science. J'adorerais des coussins tout doux en forme d'utérus, des livres sur la féminité, sur les cycles, les femmes et aussi peut-être simplement quelques magazines de mon âge. J'aimerais me sentir dans un cocon, sans connotation de maladie ni de gravité, sans cette froideur métallique et aseptisée.

J'aimerais que tu m'accueilles avec sourire et douceur. Que ce drôle de fauteuil et tes instruments soient cachés derrière un paravent ou dans une autre pièce, toute petite afin que je n'ouvre pas mon intimité devant un espace immense, lumineux et vide tout autour de toi.

J'aimerais que tu me demandes comment je vais, en m'écoutant vraiment et en t'intéressant à moi. J'aimerais que tu me demandes ce que je sais de mon corps qui change et du cycle menstruel. J'aimerais que tu m'expliques que le cycle ne se met pas en place tout de suite, que cela prend en moyenne six ans. Que si ce n'est pas toujours pareil, c'est normal et que bien des solutions existent pour le rendre plus doux à vivre. Que tu m'expliques l'impact de la nourriture, du stress, des relations sexuelles, de l'amour que je me porte, de la transmission de femme à femme et de l'importance d'écouter ce que mon ventre me murmure au fil du temps.

J'aimerais que tu me dises que la pilule est un contraceptif et qu'on ne l'utilise que pour éviter une grossesse. J'aimerais que tu me dises que je suis trop jeune pour cette décision, qu'elle impacte mon corps et ne permet pas à mon cycle de s'installer confortablement pendant les six années dont il a besoin pour fonctionner correctement. J'aimerais que tu me dises que si je prends la pilule si jeune, cette mise en place se fera plus tard, que ce sera douloureux, irrégulier, qu'à trente ans, j'aurais à nouveau des boutons et que ce n'est pas la bonne solution.

J'aimerais que tu me dises que le moyen contraceptif adéquat à mon âge n'est pas la pilule, mais le préservatif, car je n'ai pas seule la responsabilité d'une grossesse et je dois me protéger des maladies sexuellement transmissibles. J'aimerais que tu me dises que même si cela paraît évident, ce sera compliqué, car les garçons, puis les hommes essaieront souvent de s'en passer. Je devrai m'affirmer et m'aimer pour résister à cette pression subie par beaucoup de jeunes filles et de femmes.

J'aimerais que tu me dises que d'autres solutions existent pour mes boutons et mes douleurs, que tu me conseilles de la patience, de la confiance et des produits naturels pour ma peau.

J'aimerais que mon premier examen se passe avec douceur, que tu me décrives ce fauteuil aux étriers et ses mystérieuses machines que je vais découvrir. J'aimerais qu'ensuite tu me les montres et m'expliques ce qui va se passer. Alors, tu pourrais me laisser seule un instant pour que je me déshabille. Un panier serait prévu pour que j'y dépose mes vêtements. J'aurais à ma disposition un peignoir ou un drap pour me couvrir en attendant ton retour.

J'aimerais que tu me demandes comment je vais, de respirer tranquillement, de m'apaiser, de te dire si je veux que tu arrêtes, si je me sens inconfortable ou si j'ai mal. Pendant que tu m'examines, tu demanderais régulièrement de respirer, d'être là, tu me dirais que c'est normal d'être gênée, d'avoir des sensations bizarres et inconnues. Tu m'expliquerais ses sensations, quelles parties de moi tu touches, à quoi elles servent. Encore une fois, tu me demanderais comment je vais et si j'ai des questions. À la fin, j'aurais de jolies serviettes pour m'essuyer. Puis comme je suis encore toute jeune, je veux bien un petit cadeau comme le fait mon dentiste, pourquoi pas un petit bijou de pacotille ou une coupe menstruelle ?

J'aimerais que tu me parles des tampons et des serviettes et de tous les toxiques qu'ils contiennent. Que tu me dises que les tampons peuvent provoquer le syndrome du choc toxique afin que, plus tard, je sache l'éviter. Que tu me dises que certaines études montrent qu'il y a un lien entre la dioxine, contenue dans les tampons de couleur que j'utilise, et le cancer, l'endométriose ou autres maladies gynécologiques.

J'aimerais que tu me conseilles des livres, car j'adore lire et tout comprendre. J'aimerais que tu me dises que tu as été heureux de me rencontrer et que je suis la bienvenue ici et au téléphone si j'en ai besoin. »

Même si ma première expérience n'était pas dramatique, plutôt une simple formalité, j'aurais aimé y trouver de l'intérêt, une raison de m'intéresser à mon corps et à mon cycle.

Mes premières douleurs

Les douleurs, ça oui, j'en ai eu, mais apparemment c'était normal. Ma mère en avait, mes copines en avaient. J'ai lu dans les magazines que c'était normal et ma gynécologue me l'a confirmé. Je ne me suis pas interrogée davantage. La douleur arrivait quelques jours avant les règles, pour les annoncer. J'avais alors une sensation lourde dans le bas du ventre, puis des crampes plus aiguës, parfois à être pliée en deux, avec la nausée, même à vomir et à faire des malaises. C'était normal pour moi, ça arrivait à certaines de mes copines et avec du repos, de la camomille et un bel attirail venant de la pharmacie, ça se « soignait ».

De l'adolescence au début de l'âge adulte, les médicaments étaient pour moi comme des bonbons : pilule, paracétamol, antispasmodiques et anti-inflammatoires. J'avalais les comprimés et ne me posait pas de questions. Comme tout le monde autour de moi, je prenais des médicaments allopathiques et ça fonctionnait : mes douleurs diminuaient, c'était la solution qui convenait à mes maux et à mon entourage.

Pourquoi avoir pris la pilule sans être informée de ce que cela impliquait ? Pourquoi avoir simplement pris des antidouleurs sans s'interroger sur les symptômes ? Ces questions-là, je les ai posées bien plus tard à ma mère qui m'a dit n'avoir jamais aimé la pilule, l'avoir prise sur une très courte période, mais avoir arrêté, car elle ne la « sentait pas ». Surprise par cette réponse, ayant pris cette même pilule sans me poser de question pendant quinze ans environ et ne me souvenant d'aucune discussion à ce sujet, je me suis interrogée, je l'ai interrogée. « Tu n'avais pas envie d'en parler » m'a-t-elle répondu.

Je la crois volontiers, car je n'étais pas intéressée par mon corps, par les cycles, par les émotions autres que mes premiers émois amoureux et mes histoires de copines. À cette époque, j'étais en pleine rébellion adolescente, en conflit avec ma famille. Alors, comme beaucoup de jeunes filles, je parlais de tout ça, oui, mais pas avec ma famille.

Vers l'âge de 22 ans, j'ai arrêté la pilule un temps. Là, les douleurs se sont intensifiées. J'ai vomi plus souvent, j'ai eu des vertiges, des diarrhées, des crampes qui me pliaient en deux, me faisaient transpirer et voir des étoiles ou un voile blanc, avoir des sueurs froides, m'effondrer, m'évanouir. Après quelques mois, j'ai repris la pilule. J'ai avalé mes « bonbons », car dire « j'ai mes règles et je souffre », ça ne fonctionnait pas.

En accord avec ma gynécologue, j'ai changé plusieurs fois de pilules, car j'ai découvert les joies des divers effets secondaires : ballonnements, constipation, fatigue, douleurs dans les seins, nausées, sautes d'humeur, spottings (pertes de sang entre les règles) et autres.

Aux douleurs physiques s'ajoutaient les problèmes d'humeur. Je passais de la joie à la tristesse, de la colère à la sérénité, je pleurais devant des émissions débiles à la télé, j'étais en colère pour un simple mot. Mais tout ça, je le gardais à l'intérieur de moi pour ne pas déranger. Transmis par ma famille maternelle, ce « ne pas déranger », sous couvert de bienveillance, a réprimé mes émotions, mes rêves, ma vie. Il ne fallait pas faire de vagues, ne pas brusquer l'autre, ne pas se faire remarquer, ne pas briller, ne pas ébranler cet équilibre bien fragile que mes aïeux ont tant essayé de préserver. Ce « ne pas déranger » imprégné de culture protestante, d'humilité, d'abnégation m'a contrainte à me replier sur moi-même, à ne pas laisser l'autre m'approcher.

Je me suis tue et j'ai essayé de faire taire mon corps, mais il s'est réveillé, il a crié, hurlé, mordu, il a fait mal, il a voulu que je m'exprime, que je le regarde, que je me regarde.

J'ai tu ces douches brûlantes qui me permettaient de pleurer en silence, ces crampes qui me déchiraient le ventre, ces coups de poignard intérieurs, ces caillots et ce sang très brun, foncé, collant, ces diarrhées qui m'ont fait courir aux toilettes. J'avais honte, je ne voulais pas déranger.

Je mettais mon réveil à cinq heures du matin pour prendre un anti-inflammatoire, puis un paracétamol à sept heures afin de partir travailler à huit heures et vivre un tant soit peu normalement sans être importunée et surtout sans déranger.

Je me souviens avoir voulu faire disparaître ce corps, espérer la ménopause. J'étais en colère. Je souhaitais être un homme et me comporter comme tel, ou plutôt tel qu'on le leur demande, je voulais être forte, ne rien montrer, faire les choses de manière méthodique et pragmatique, éloigner toute émotion.

Mon premier amour

Ce n'est pas le premier garçon avec lequel j'ai eu une relation, mais c'est le premier homme avec lequel j'ai vécu et c'est la relation qui a révélé, par des douleurs au ventre plus intenses, que mon corps avait tant à me dire. Par amour pour lui, j'ai négligé mes besoins, mes envies, j'ai négligé de prendre en compte ces douleurs, de prendre en compte les troubles digestifs dont je souffrais. J'avalais des médicaments, mais ne prenais pas soin de moi.

Peu à peu, j'ai pris de la distance avec ce qui se passait dans mon corps, mais aussi avec mes amis et je me suis éloignée de mes propres intérêts. J'ai quitté le domicile familial pour ce garçon rencontré si jeune. J'avais besoin de voler de mes propres ailes. Hélas, mes ailes, je ne les ai pas beaucoup utilisées. J'ai préféré le conformisme de la vie de couple telle que je l'imaginais. J'étais dans une sorte de cage dans laquelle j'ai cessé de chanter, de vibrer. D'abord par amour, puis par dépendance, je me suis renfermée.

Prise dans le quotidien et sans recul, je ne voyais pas ce que je peux voir maintenant avec les yeux d'une femme qui a vécu. Je n'ai pas vu les troubles d'attachement qui nous liaient et dont on se remplissait. Je n'ai vu ni la toxicité de cette relation ni cette fibre de sauveuse – Mère Teresa qui oublie ses besoins et ses envies. Je vivais pour mon compagnon, pour son bien-être, pour le sortir de ses ombres et de ses dépendances afin de l'amener vers ce que je pensais être le bonheur.

Toute ma vie tournait autour de lui. Il avait décidé qu'il voulait être papa, pensant que cela l'aiderait à aller mieux, j'ai alors décidé qu'il était temps d'être maman. En avais-je vraiment envie ? Je me souviens avoir été flattée et heureuse qu'un homme veuille s'engager et fonder une famille avec moi. J'avais envie de changement et besoin d'amour.

Quand je pense à cette période de ma vie, je me souviens surtout de ma tristesse, des doutes et des questions qui se bousculaient dans ma tête lorsque j'ai annoncé à mes deux amies d'enfance que j'arrêtais la pilule et qu'on voulait un bébé. Ce moment aurait dû être sincèrement joyeux, mais ce n'était pas le cas.

J'ai aujourd'hui beaucoup de compassion pour moi-même, pour cette jeune femme qui tentait de vivre comme il fallait, dans le déni de ses ressentis, de son corps et de ses émotions.

Je suis restée aveugle longtemps. Mon corps me montrait que rien n'allait, entre des cycles de plus de soixante jours, le syndrome prémenstruel, des douleurs, des allergies aux yeux quotidiennes et des crises d'angoisse. Pendant deux ans, j'ai tenté d'avoir un enfant. En parallèle, j'essayais de partir, de quitter mon compagnon. C'est paradoxal. Mais combien d'entre nous vivent ce paradoxe ?

Mon corps a arrêté le déni, il savait. Durant les dernières semaines de cette relation, constatant que mon mental tournait encore en boucle, sans issue, mon corps s'est mis à parler, plus fort encore. J'ai expérimenté pour la première fois des crises d'angoisse avec des nausées, une sensation constante d'étouffer, d'être prise à la gorge, au plexus. Je ne mangeais plus. Le seul endroit où je me sentais bien, en sécurité, était mon lieu de travail.

Un épisode violent a joué un rôle de déclencheur. Je n'ai jamais subi de violences physiques, mais là, la violence verbale de mon compagnon a été plus intense que d'habitude. La détresse de cet homme était grande, il ne s'acceptait pas et, pour cette raison, me rejetait aussi. J'ai eu peur. Ce que je supportais au quotidien par choix, un enfant, lui, n'aurait pas le choix. Et il ne comprendrait pas que c'est son père qui a un problème et non lui. C'est assez ironique, car il est évident que moi aussi, j'avais un vrai problème. D'ailleurs, à cette période, je n'étais pas encore capable de le quitter, par amour pour moi. Je suis partie enfin, et revenue deux jours, un schéma classique des relations de dépendance. Puis je suis partie pour de bon et les crises d'angoisse se sont apaisées.

Mes premiers doutes

Retour en arrière. J'ai vingt-trois ans, je suis en couple depuis cinq ans. Je vis ce qui me semble être la vie qui me convient, en fermant les yeux sur une relation toxique. Depuis une année, j'ai cessé de prendre la pilule et on essaie de faire un bébé. J'ai toujours des douleurs pendant les règles et mes cycles sont très irréguliers. Je ne tombe pas enceinte.

En cherchant sur Internet une solution à mes problèmes de cycle menstruel, je lis un article sur l'endométriose. Là, tout s'éclaire. La liste des symptômes correspond à ce que j'endure : règles douloureuses, nécessité de prendre des médicaments pendant toute la durée des règles et parfois à d'autres moments du cycle, problèmes digestifs tels que diarrhées ou constipation, problèmes urinaires, fatigue chronique, douleurs pendant les rapports sexuels dans certaines positions, incapacité à me lever et à travailler certains jours du mois, crampes ou douleurs sourdes au niveau du pelvis qui peuvent irradier vers le dos et les cuisses. Je lis également qu'en général les femmes atteintes d'endométriose ont très tôt des symptômes, puis ceux-ci diminuent avec la prise de pilule avant de revenir en force à l'arrêt de cette dernière.

Ce que je lis est terrible, mais je suis heureuse de comprendre enfin ce qui m'arrive. Je peux ainsi faire des recherches. Je découvre le fonctionnement de cette maladie, et, pour la première fois, le déroulement de mon cycle menstruel, car jusque-là, c'était encore abstrait. J'apprends aussi l'existence de l'endomètre, ce tissu qui, en début de cycle, vient tapisser l'utérus. Pendant que ce tissu s'installe, le taux d'hormone change et un ou plusieurs follicules constituant les ovaires grandissent afin de créer un ovule. Une fois cet ovule libéré, dans une période qu'on appelle l'ovulation, il migre dans une trompe et il y reste quelques jours en attendant qu'un éventuel spermatozoïde vienne le féconder. Quand l'ovule est fécondé, il poursuit sa migration vers l'utérus et essaye de s'accrocher à cette paroi tapissée d'endomètre. Ce tissu est accueillant, il permet à un embryon de s'y loger et d'y grandir si tout se passe bien.

J'apprends que, faute de fécondation, l'ovule continue son chemin jusqu'à l'utérus et s'élimine avec les règles. De son côté, si aucun embryon ne s'accroche, l'endomètre se désagrège, il se détache des parois utérines, car il n'a plus lieu d'être, provoque des crampes et se décompose en sang qui s'écoule pendant plusieurs jours hors de moi.

Cette maladie, l'endométriose, est nommée ainsi, car les cellules qui constituent l'endomètre peuvent migrer, chez certaines femmes, et se développer ailleurs dans le corps : dans les ovaires, les trompes, les ligaments et les tissus qui entourent l'utérus, dans d'autres organes, le côlon, les intestins, la vessie, parfois même dans les poumons, le cerveau ou les yeux.

Fascinée par ces découvertes, je continue mes recherches et je comprends que ces cellules endométriales sont liées au cycle, qu'elles se développent un peu plus dans sa première partie, tout comme celles qui servent naturellement à tapisser l'utérus. Elles créent donc un foyer là où elles sont arrivées. Puis vient l'ovulation pendant laquelle elles attendent un peu, et s'il n'y a pas fécondation, elles se désagrègent et s'évacuent par saignement.

Contrairement à l'endomètre normal qui s'évacue par le vagin en passant par le col de l'utérus, le sang de ces cellules émigrées ne peut pas s'évacuer. Il se passe alors la même chose que lorsqu'on se coupe et qu'on cicatrise, il se crée des couches de nouveaux tissus que les scientifiques appellent des adhérences. Chaque mois, le phénomène recommence, sous l'effet des hormones, ces cellules et adhérences se développent, puis saignent au moment des règles, provoquant douleurs et inflammation. Cette toile d'araignée s'étend au fil des cycles.

Riche de ces découvertes, je prends rendez-vous chez ma gynécologue, prête à tous les examens pour confirmer ce que je sens si juste. Le rendez-vous arrive, je me suis encore renseignée et j'ai peur. J'ai peur parce que j'ai tous les symptômes d'une maladie et qu'après en avoir exploré les contours, j'ai aussi bien compris ses handicaps. J'ai lu les mots « infertilité », « opérations », « traitement par ménopause artificielle », « poche digestive », « hystérectomie », « fatigue chronique », « handicap », « atteintes nerveuses », « incapacité totale de travail ». J'ai lu ce que je n'ai pas envie de vivre, le diagnostic que je ne suis pas certaine de vouloir entendre.

Je parle à ma gynécologue de cet article et des questions qu'il soulève en moi. Je lui dis que j'en ai presque tous les symptômes et lui demande son avis. Sa réponse est claire : « L'endométriose est une maladie très grave, vous, vous avez juste des inconforts digestifs non liés et des douleurs un peu plus intenses que la moyenne. » Je sors abasourdie. Je l'ai laissée parler, faire un contrôle de routine, me conseiller un gastro-entérologue, me dire de ne pas me faire confiance.

Cette maladie, je n'en avais pas envie. Alors, j'ai préféré me mentir, sachant au plus profond de mon ventre que l'endométriose était là. J'ai cru ce médecin, avec tout son savoir et son expérience. J'ai conforté ma foi en elle en me disant que les informations glanées sur Internet ne sont pas toujours fiables, que je suis sans doute hypocondriaque, que toutes les femmes ont mal, que j'ai peut-être une intolérance alimentaire et que je ne dois pas m'inquiéter. Ne pas s'inquiéter, ça me rassure finalement.

Lors du contrôle suivant, j'annonce à la gynécologue mon désir de grossesse. « Vous avez de la chance finalement, me dit-elle, car avec les douleurs dont vous souffrez, l'accouchement sera plus facile pour vous. » Cette phrase, sans doute anodine pour le corps médical, est censée me faire sourire, banaliser ma santé, mon corps et les symptômes. Elle m'ancre dans le déni en me faisant croire que la douleur est une sensation normale. Que les maladies sont des mots liés à des symptômes et à des traitements. Que tout est lié à l'action : chaque problème a une solution. Et quand la solution ne fonctionne pas, on s'en sort avec des banalités, de l'humour ou on se cache derrière une pensée globale : c'est votre condition de femme.

Ma première intervention chirurgicale

J'avais donc cessé de prendre la pilule. À l'occasion de ce contrôle de routine, ma gynécologue a fait un frottis, un acte où l'on prélève des cellules sur le col de l'utérus et dans le vagin avec un long coton-tige afin de les analyser, de voir si elles sont potentiellement malignes ou si elles présentent des traces d'une maladie sexuellement transmissible. Les résultats du test ont montré que les cellules prélevées pouvaient être cancéreuses. Même si ces cellules sont à un stade très peu avancé, elles sont là. Selon la gynécologue, la solution est simple : un rendez-vous à l'hôpital pour faire une conisation et tout sera réglé, les cellules disparaîtront. Je suis repartie sans bien comprendre ces mots.

Je me renseigne sur la conisation, car on ne m'a rien expliqué. Il s'agit pourtant d'enlever la partie du col de l'utérus où se situent les lésions à l'aide d'un laser ou d'un bistouri. Selon les médecins, cette intervention chirurgicale est sans risque, un acte simple sous anesthésie générale. Je vais la subir comme un banal contrôle gynécologique et je ressors le jour même. Une opération de routine pour enlever des cellules et prévenir un éventuel cancer du col de l'utérus.

***

En écrivant ce chapitre, je suis allée sur Internet, chercher des informations, creuser un peu plus sur les conséquences d'une telle intervention. J'ai pu lire qu'il y aurait, dans de rares cas, des risques ultérieurs de fausse couche ou de difficulté à l'accouchement. Ces informations me semblent bien minces aujourd'hui, près de quinze ans plus tard, alors que la médecine devrait avoir plus de recul.

Cette opération prétendument bénigne a été mon premier contact avec l'hôpital et avec la chirurgie, mais je ne l'ai jamais comptée parmi mes interventions chirurgicales, car la manière dont on me l'a présentée ne m'a pas permis d'avoir conscience qu'il s'agissait réellement d'un acte chirurgical. Pour moi, c'était un geste médical de routine, un peu comme l'administration d'un anti-inflammatoire quand la douleur se réveille. Un acte représentatif de mon rapport à la santé à cette époque : toute douleur a une solution. Cette fois, les symptômes sont des cellules suspectes, on les enlève, on ne se pose pas de questions et on reprend le cours de sa vie quotidienne dès le lendemain. Je suis donc retournée travailler le jour suivant. Ces cellules ne sont jamais revenues.

Le corps parle

Souvenirs du corps

Pendant de nombreuses années, mon corps n'a pas eu beaucoup de place dans mon histoire personnelle. Je vois les signes, je ressens les symptômes, je vis les douleurs et les plaisirs aussi. Je vis mon corps à un niveau intellectuel et mental : j'analyse ce qui ne va pas, j'essaie de comprendre et de trouver des solutions, mais je suis incapable d'écouter, d'observer, de patienter. Et pour cause, je vis dans ma tête, et cela depuis toujours. Hypersensible, curieuse, analytique, je réfléchis à tout et dans toutes les directions : les autres, le sens de la vie, le sens du monde, ce que je peux faire, comment, pourquoi, quand, dans une valse incessante qui ne s'arrête jamais.

Depuis l'enfance, je préfère lire, créer, dessiner et discuter avec mes amies. Les activités physiques, je n'aime pas ça. Je vais seulement faire du ski tous les hivers et le pratique à haute dose, car c'est une tradition familiale à laquelle je ne peux déroger. Pourtant, mon corps semble peu l'apprécier. Mes souvenirs de ski se résument à mes joues gelées au contact du vent et à mes pieds anesthésiés par le froid. Je dévale les pistes assez vite pour suivre les autres, étant plus dans la performance de « faire comme », avec la peur des bosses et des plaques de glace. Tout cela prend le pas sur le plaisir d'être dans la nature, de la contempler, de m'y connecter. J'essaie de pratiquer différents sports, surtout pour faire comme les autres, pour me sentir appartenir à un groupe, pour intéresser mon père, sportif et arbitre de volley-ball, ou encore suivre mon frère, aventurier et audacieux, devenu sportif professionnel. J'essaie le ski, le snowboard, le volley-ball, le basket, la gymnastique, la natation, le tennis, mais comme je suis peu douée, surtout peu persévérante, j'arrête chaque fois très vite.

À l'adolescence, les douleurs prennent le pas et rendent difficile la pratique d'activités physiques, c'est finalement la bonne excuse qu'il me faut. Ne pas ressentir, ne pas bouger, ne pas respirer, s'arrêter un peu de vivre par peur de souffrir. Rester dans les livres, dans les apprentissages, dans les discussions, dans la tête pour ne pas sentir ce corps que je ne comprends pas.

Et des souvenirs me reviennent aujourd'hui : quand j'ai mal, par exemple quand des « courants électriques » me traversent les avant-bras et les poignets, au volley-ball, ou lorsque j'essaie de faire le grand écart en gymnastique artistique, on ne me croit pas. Je suis une « chochotte », je dois prendre sur moi, ne plus faire mon intéressante.

Pourquoi les adultes sont-ils inconscients des messages qu'ils donnent aux enfants, sur l'écoute et le respect de soi et de ses limites ? Peut-être parce qu'en tant qu'adulte, on désapprend l'intuition et l'écoute de son corps, que l'on ne sait plus, ou que l'on ne veut plus savoir, car il faut « faire », avancer, performer, réussir, toujours. Oui, pousser l'autre à aller un peu plus loin, à se dépasser est important, mais pourquoi ne pas le stimuler en s'intéressant à lui, à ses résistances, à la forme de son corps et à son histoire ? Pourquoi, par cet intérêt, ne pas amener l'autre à se connaître, à avoir envie d'aller plus loin dans une discipline ou une pratique, non par obligation ni pour la performance, mais par plaisir, pour le plaisir des sensations et de la découverte de soi, de ses limites, des possibilités incroyables de son corps ?

De mes souvenirs d'enfance, deux choses que j'aimais me reviennent. Danser, mais il paraît que je n'étais pas douée, et c'était trop « fille » selon ma mère, dans ses années féministes. Il faut dire que, toute petite, j'étais attirée par les tutus roses et la danse classique. Si on m'avait laissée la pratiquer, j'aurais certainement abandonné bien vite à cause de la rigidité de l'apprentissage et des douleurs aux orteils.

La deuxième chose, c'est nager. J'adorais l'eau et j'aime toujours ça. Mais je n'aimais pas l'entraînement sportif de la natation. J'adorais danser librement dans l'eau et surtout faire des longueurs de piscine la tête sous l'eau en apnée. Là, je me souviens de sensations physiques, d'avoir senti mon corps entier vivre et vibrer, et la sensation d'être pleine, de gonfler jusqu'à exploser, avant de remonter à la surface et de reprendre mon souffle.

Je me souviens aussi de sensations dans les jambes dues à une croissance trop rapide, de douleurs dans les tibias lorsqu'ils gagnent des centimètres. Puis aussi des douleurs de mon appareil dentaire chaque fois qu'il faut le resserrer. Celles de mes dents de sagesse, celles de l'urticaire qui me démange les jambes, au point de me gratter jusqu'au sang lors des balades dans les champs. Et celles de mes pieds qui brûlent, après une journée de ski, réveillant des douleurs à les taper contre le sol et à pleurer lorsqu'ils commencent enfin à se réchauffer. Je n'oublie pas lorsque je me casse le nez lors d'un entraînement de gym artistique aux barres asymétriques, une douleur brutale, vive, qui marque la fin de la carrière de la gymnaste la moins souple de son pays.

Je n'oublie pas non plus les sensations des premiers baisers, des caresses et des orgasmes parce que, de ce côté-là, tout va bien, heureusement. Heureusement, car c'est plutôt agréable de pouvoir éprouver un peu de plaisir dans cette partie du corps qui me fait par ailleurs tant souffrir. Une balance entre le noir et le blanc, entre deux extrêmes. Beaucoup de douleurs *versus* beaucoup de plaisir. Peut-être que si tout avait basculé dans le désagréable, je me serais davantage posée de questions. Si en plus d'avoir mal, je n'avais pas eu un minimum de plaisir, je me serais sans doute intéressée plus tôt à cette partie de mon corps.

Fuir le corps pour ne pas l'entendre

J'ai maintenant 26 ans, je suis célibataire. J'ai trouvé un appartement et reconquis ma liberté. Je découvre une vie plus légère, moins sérieuse et moins adulte, je vis ce que d'autres vivaient au début de leur vingtaine et que je ne m'autorisais pas : du temps avec les copines, les apéros, les sorties en boîte, les week-ends à bronzer au bord du lac ou à enchaîner les séries en mangeant glaces, chips et fast-food.

Je profite de cette légèreté, car ma vie en a manqué jusque-là. Je passe d'un extrême à l'autre, encore. Je savoure tout ça, sans doute trop. Je danse, danse, tous les week-ends, du jeudi au samedi soir et même parfois le mardi. Je rentre au petit matin, vacillant sur mes talons, complètement saoule et j'adore ça. Je fume un paquet de cigarettes par jour, parfois deux quand je danse toute la nuit. Je mange des pâtes carbonara accompagnées de vin italien parce que c'est la vie. Je vais au McDo le dimanche avant de rejoindre les copines pour débriefer de nos exploits et de nos rencontres de la veille. Je réalise que je plais aux hommes. Je séduis, je joue, j'aime qu'on me fasse rire, qu'on me fasse danser, qu'on me séduise.

J'ai une vie légère, mais pas seulement, car mon corps a des choses à me dire. Trois mois après la rupture avec mon compagnon, un premier signe m'alerte. J'ai rendez-vous pour un contrôle annuel chez la gynécologue. À l'échographie, elle me dit voir quelque chose dans mon utérus. Elle en est sûre, c'est un fœtus. Je me décompose, j'ai peur, je ne comprends pas, j'ai eu mes règles pourtant et ça fait plus de trois mois que je suis célibataire et n'ai pas eu de rapports sexuels non protégés, c'est purement impossible. Elle me dit que c'est possible, me parle de déni de grossesse. Je tombe des nues, je ne veux pas. Je fais immédiatement, dans son cabinet, un test de grossesse qui se révèle négatif. Je sais que je ne suis pas enceinte, le test le prouve, mais elle en est convaincue. Elle m'envoie faire une échographie complète dans un centre mieux équipé, car c'est une gynécologue à l'ancienne, proche de la retraite, et elle n'a pas de sonde endovaginale qui permet de rechercher une grossesse à son début. J'y vais et je découvre, comme je le savais intuitivement, qu'il n'y a pas de bébé dans mon utérus. En revanche, j'ai un kyste de six centimètres sur un ovaire. Le spécialiste me conseille, accessoirement, de changer de gynécologue, mais surtout de reprendre la pilule, ce qui pourrait faire diminuer le kyste ou au moins éviter sa progression. Je m'exécute sans me poser de question, d'ailleurs, je ne suis plus en couple et ne désire pas d'enfant pour le moment.

C'est reparti pour un tour de pilule, de multiples pilules de toutes les couleurs et la danse de leurs effets secondaires. Seins douloureux, spottings, arrêt de la libido, nausées, maux de tête, phases dépressives et j'en passe. La pilule et moi, ça ne va pas, mais je ne m'écoute pas, préférant suivre les conseils de ma nouvelle gynécologue, qui cherche la solution « la meilleure pour moi » en me faisant changer encore et encore de taux d'hormones et de molécules dans un ballet qui durera trois ans.

Durant ces trois années, j'enchaîne des relations de quelques semaines et des rencontres sans lendemain. En éternelle romantique, chaque fois, je suis sûre que c'est le bon et que j'ai enfin trouvé le prince charmant. Là, j'ai envie de mettre mes lunettes de femme plus expérimentée et de dire à cette jolie jeune fille en fleur « Mais bien sûr, ma belle, en boîte de nuit à quatre heures du matin quand tu es ivre, c'est ici que tu vas trouver ton prince charmant !? ». À l'époque, cette jeune effrontée avide de liberté et d'amour m'aurait répondu : « Si j'y suis, c'est qu'il y être aussi. »

Je sors pour fuir et pour oublier, oublier ce corps douloureux, oublier mes déboires amoureux, ne pas me pencher sur moi, sur la raison pour laquelle j'ai un si grand besoin d'amour et pour laquelle ma relation avec les hommes est souvent compliquée.

Ne pas se souvenir de cette colonie de vacances où j'ai eu si peur de cet adolescent qui m'a parlé de sexe, me demandant au fil des jours de me déshabiller et à qui je ne savais pas quoi répondre ; provoquant les rires de ceux qui l'entouraient et la défense hargneuse et protectrice de ma grande cousine que je remercie encore. J'avais 8 ans.

Oublier cette première fois, la première relation sexuelle vécue de manière un peu absente, sans ressentis physiques ni émotionnels et surtout ne pas se souvenir du rejet qui s'en est suivi.

Oublier la colère liée aux moqueries incessantes sur mon prénom (et heureusement que je n'étais pas une blonde rondelette aux joues rouges, mais une petite brindille brune) ou la colère liée aux boutons qui envahissent mon visage et provoquent des réactions de dégoût.

Je n'ai pas voulu entendre ma souffrance d'être tombée parfois sur les mauvaises personnes, de m'être trompée, d'avoir fait de mauvais choix, j'ai préféré le déni, sur le plan amoureux autant que professionnel. J'ai évité de réaliser qu'au fond je ne savais pas qui j'étais, que je ne savais pas ce dont j'avais envie. J'ai choisi de vivre à cent à l'heure sans écouter mon corps murmurer. Car lui, fidèle compagnon, essayait de me montrer qui j'étais, ce qui était bon ou non pour moi.

J'ai enchaîné les tablettes de pilules contraceptives sans l'interruption des sept jours, car c'était bien plus pratique de ne pas avoir mes règles. J'avais moins mal et comme les règles sous pilule sont artificielles, à quoi bon faire une pause de sept jours qui m'empêcherait de vivre et de sortir. J'ignorais mon corps et ses sensations, mais j'étais devenue experte sur le fonctionnement des hormones de synthèse et focalisée sur les bénéfices que je pouvais en retirer.

Un jour, l'une de mes amies fait une thrombose. Elle manque de perdre sa jambe à cause d'un cocktail explosif : pilule + cigarette + alcool + stress. Je prends conscience qu'avec le rythme de mes trois dernières années, je suis moi aussi une candidate idéale à ce trouble. Je me renseigne, je lis des articles et des témoignages sur les méfaits de la pilule qui remettent en cause ses pouvoirs magiques. Il est plus facile de lâcher un contraceptif que mon train de vie : un matin, je jette ma plaquette, décidée à en finir et à revenir au naturel, convaincue par mes lectures et motivée par le souhait de retrouver une vie plus stable.

Mon corps réagit fortement : boutons, pustules, microkystes et autres points noirs disparus depuis l'adolescence reviennent avec force. Ils envahissent mon visage, à la base de la mâchoire, mais aussi mon décolleté, ma poitrine et mon dos. Mon système pileux se développe, un duvet se dessine sur mon ventre et de petits kystes surgissent à chaque épilation du maillot. La période est difficile, car les souvenirs d'adolescence, du mal-être, de l'envie de se cacher remontent à la surface. Je me sens mal dans ma peau, reflet d'un mal être aussi dans ma vie. Je devrais certainement me cacher, m'accorder du temps pour me retrouver, aller vers moi, me prendre par la main, mais je préfère masquer mes boutons avec du fond de teint et aider d'autres personnes que moi. J'ignore mes blessures et prétends que ce qui est pourtant visible sur mon visage et mon corps n'existe pas.

Mes cycles sont irréguliers, avec parfois deux ou trois mois sans règles. À ma grande surprise, j'ai moins mal pendant les règles. Même si elles génèrent encore des problèmes digestifs, des crampes et d'autres inconforts, je ne vomis plus, je n'ai plus mal à la tête et les vertiges ont disparu. Je perds du poids ou plutôt je « désenfle », notamment au niveau de la poitrine, qui est aussi moins douloureuse.

Par moment, je commence à percevoir les messages de mon corps. Pourquoi ne me suis-je pas arrêtée plus tôt pour l'écouter, le respecter ? À ce moment-là, c'est un long chemin que je me prépare à prendre, mais je ne le sais pas encore. Un chemin où mon corps commence à me montrer, par sursaut, qu'il a envie que je prenne soin de moi et que je commence à m'aimer vraiment, cette fois.

Mon corps me parle plus fort

Dans les deux années qui suivent l'arrêt de la pilule, plusieurs événements, anodins pour moi, se produisent. Pourtant, quand je lis mon histoire ou la raconte, je prends conscience qu'ils ne sont pas si banals, qu'ils n'arrivent pas à tout le monde, qu'ils sont marquants. Certaines femmes les vivent avec intensité, parfois comme un drame, mais elles prennent le temps d'être accompagnées, de panser leurs plaies, de se replier un temps sur elles-mêmes. Moi, je rectifie juste le tir et continue sans me poser plus de questions. J'utilise la méthode du pansement : à chaque problème, une solution.

Est-ce que les événements qui suivent sont liés à l'endométriose, je ne le saurai jamais. Les médecins ne le savent pas non plus, mais une chose est sûre, ils me poussent à me soucier de mon corps et à aller aux urgences, un jour de septembre. Je suis opérée et on peut enfin poser un diagnostic sur mes troubles.

Le premier événement a lieu lorsque je me rends aux urgences pour une importante hémorragie due à une microcoupure provoquée par l'applicateur d'un tampon. On cautérise ma plaie pour la fermer : je me souviens de l'odeur de brûlé sur les tissus humides. Ensuite, tout rentre dans l'ordre.

Le deuxième événement est présent dans ma mémoire comme s'il avait eu lieu hier. Il me rend malheureuse encore aujourd'hui, car il évoque l'ampleur du déni dans lequel j'étais à l'époque et le mal que je me faisais en ignorant mon corps. Je suis honteuse d'être allée si loin avant d'y voir clair. Cet épisode m'a amenée à développer de la compassion envers moi-même et envers les autres, envers ceux qui ne réalisent pas le mal qu'ils se font, ceux que j'ai pu accompagner ensuite en tant que travailleuse sociale, ceux qui sombrent dans le déni en pensant que personne ne voit leur détresse.

Nous sommes en 2010, l'année de mes trente ans. J'ai fait un voyage en Asie où j'ai retrouvé un ancien amoureux avec lequel j'ai eu des rapports non protégés. À mon retour en Suisse, je pense régulièrement à cette négligence et au fait de ne pouvoir être enceinte. Puis je mets l'idée de côté, accaparée par le travail, les fêtes et la rencontre avec un autre homme qui me plaît beaucoup. Les semaines s'enchaînent.

Je n'ai pas mes règles, mais mes cycles sont si irréguliers que je ne m'inquiète pas.

Un soir, je sors avec des amis pour une occasion particulière. C'est un beau moment avec des personnes que j'aime, on célèbre la vie et ses surprises. Au dessert, mes règles reviennent, c'est le déluge. Je file aux toilettes, ça ne s'arrête pas. Je dois changer de tampons tous les quarts d'heure. Deux de mes amis s'inquiètent pour moi. Je les rassure, leur disant que j'ai déjà vécu ça, une microcoupure. Je découvre cependant d'énormes caillots de sang dans les toilettes. Au cours de la soirée, j'utilise deux paquets de tampons et des serviettes hygiéniques. Je n'écoute pas mes amis, je n'entends pas mon corps. J'enchaîne les coupes de champagne et les allers et retours aux toilettes. L'homme avec qui je suis à ce moment-là ne se rend compte de rien. Il danse, son verre à la main.

Pendant la nuit, les saignements s'arrêtent, plus une seule goutte. Je m'endors sans m'inquiéter davantage. Le lendemain, je sens une fatigue intense et j'ai des vertiges. Je m'évanouis. Plus tard, en prenant ma voiture, je découvre une tache de sang sur le siège passager, là où je me suis assise la nuit dernière. Mais c'est seulement une semaine plus tard que je décide d'aller aux urgences, car je pense avoir une infection (qui m'a été confirmée). Le médecin me dit que j'ai certainement fait une fausse couche, mais le test se révèle négatif, sans doute parce que j'ai attendu plusieurs jours avant de consulter. Pendant cette fameuse soirée, j'ai fait une fausse couche dans une boîte de nuit, une coupe de champagne à la main. Sans rien sentir.

Il est difficile pour moi de raconter tout cela, car j'ai beaucoup changé dans les années qui ont suivi. Ces événements sont si loin de ma vie actuelle et de celle que je suis devenue. Depuis, j'ai pris le temps d'écouter mes sensations physiques et de pleurer. Je me suis pardonnée. Cette histoire fait partie de moi. Je la transmets, car elle pourrait vous être utile, vous permettre de vous révéler et vous aider à vous exprimer.

Mon corps hurle

Trois mois plus tard, sur mon lieu de travail, brusquement, je commence à claquer des dents, j'ai froid, j'ai de la fièvre. C'est soudain, sans aucun signe antérieur. C'est la semaine de mes règles, mais elles sont presque finies et je n'ai pas mal. Après ma journée, je rentre chez moi et m'inquiète, car ça ne passe pas. J'appelle un service de garde et un médecin d'urgence vient, me pose les questions habituelles : est-ce que j'ai mal quelque part ? Ai-je été en contact avec un malade ? Est-ce que j'ai été vaccinée, ai-je une blessure, une griffure de chat, un rhume, de la toux, des maux de ventre, une indigestion ? Rien de tout cela, je suis en forme et c'est arrivé soudainement. En partant, le médecin se retourne et me dit : « Avez-vous vos règles en ce moment ? » Oui, c'est le cas. Il me demande si j'utilise des tampons. Toujours oui. « Enlevez-le tout de suite et si la fièvre ne descend pas allez aux urgences, c'est peut-être le syndrome du choc toxique. »

J'entends parler de ce syndrome pour la première fois. Il en est question, en tout petit, sur la notice des tampons. Je vais chercher la boîte et je lis. J'y trouve un avertissement : en cas de fièvre, de vomissements ou d'étourdissement, il faut enlever le tampon. Cela n'arrive qu'à 1 % des femmes apparemment. Le problème vient peut-être du fait que je les garde bien trop longtemps, car j'ai un flux léger en fin de règles. Le lendemain, la fièvre est tombée, je vais mieux.

J'apprends plus tard que le syndrome du choc toxique touche les femmes porteuses du staphylocoque doré et que nous sommes 20 à 30 % à en être porteuse sans le savoir. Comment ai-je pu l'attraper ? Certainement lors de cette intervention au niveau du col de l'utérus, il y a unc dizaine d'années, où l'on m'a enlevé des cellules potentiellement cancéreuses en me laissant un joli cadeau doré. En contact avec un tampon, cette bactérie peut proliférer, dérégler les organes et provoquer une infection générale susceptible de causer la mort en quelques heures.

Deux cycles plus tard, je mets de nouveau des tampons. Je n'en ai pas porté depuis le choc toxique, mais l'aspect pratique s'impose et j'ai oublié cette expérience. Cette fois, je me réveille en très mauvaise forme. Ayant fait la fête la veille, je me dis que c'est normal et que je me reposerais plus tard. C'est un week-end prolongé, je pars avec deux copines pour quelques jours à l'autre bout du lac avec, au programme, bateau et grillades. Durant la journée, j'ai des nausées et je commence à avoir froid. Là, une pensée me revient : j'ai un tampon. Je cours aux toilettes pour l'enlever, mais cette fois la douleur et les inconforts ne passent pas aussi vite. J'ai un point de côté, comme si j'avais couru. Un point à gauche qui dure depuis quelques jours.

Le soir, je reste au lit. La mère de mon amie, chez qui nous logeons, me fait une tisane, elle est inquiète. Je lui dis, avant de m'endormir, que si la fièvre ne passe pas, il faudra m'emmener à l'hôpital. Le lendemain matin, je vais un peu mieux, la fièvre est descendue. Mes copines insistent pour aller faire du bateau. Je lutte contre leur insistance et le désir de passer un bon moment. Je lutte, car j'ai envie que tout aille bien, mais je sais que ça ne va pas. Je n'ai ni l'envie ni la force de faire semblant, d'être la copine rigolote, partante pour tout. Elles me reprochent de ne pas être drôle, je le sais. Avec mes douleurs, je n'arrive pas toujours à suivre le mouvement, à sortir tous les soirs, à suivre le rythme effréné de mes copains de soirée.

Je décide donc d'écourter mon séjour et de rentrer chez moi. Je sais que quelque chose ne va pas. J'écoute enfin cette petite voix. J'arrive à apaiser ce point de côté qui ne me laisse tranquille que quand j'enfonce mon poing profondément dans l'abdomen. La fièvre augmente de minute en minute. Je prends un cocktail d'antidouleur et anti-inflammatoire, rejoins ma voiture et m'en vais.

En chemin, j'appelle ma meilleure amie. Je lui demande si elle est chez elle, à mi-parcours de mon retour, car je suis épuisée et souhaite faire une pause. Elle me voit arriver, je suis livide, sans hésiter, elle me conduit à l'hôpital le plus proche.

L'endométriose

Aux urgences

Tout va très vite. À l'accueil, je décris mes symptômes, l'infirmière m'écoute, prend ma tension et ma température. Elle semble inquiète et me dit qu'un médecin va venir. Je n'ai plus de force. À l'arrivée du médecin, on m'emmène en fauteuil roulant dans une salle d'échographie. Le médecin en appelle un autre qui évoque une rupture de kyste et dit qu'il faut me conduire au bloc. J'écoute, mais je ne suis déjà plus vraiment là.

Le réveil est difficile, c'est ma première anesthésie générale. J'ai une envie intense de dormir. J'entends qu'on me parle. J'ai soif. J'essaie de répondre, mais je n'y arrive pas.

Le bilan du chirurgien est clair, une rupture de kyste sur l'ovaire gauche et un début de septicémie. Selon lui, une dizaine d'heures plus tard, je n'étais plus là.

Je viens de subir ma première cœlioscopie. Je suis surprise de découvrir trois petits pansements pour trois cicatrices : la première sur le nombril, un autre plus bas sur la même ligne, à la hauteur de l'élastique de ma culotte filet, et un dernier plus à gauche, à l'endroit où les jours précédents j'enfonçais mes doigts et mon poing. Je m'attendais à une cicatrice horizontale. Je suis émerveillée par la chirurgie moderne qui réalise des trous minuscules pour faire passer la lumière, le bistouri et divers instruments et compresses.

Je sens un inconfort, mon ventre est ballonné, mes épaules me font mal. Une infirmière m'explique que c'est dû au dioxyde de carbone, un gaz utilisé pour décoller les tissus et dont on a rempli mon abdomen pour mieux voir et intervenir à l'intérieur. Le gaz s'échappe ensuite dans les jours qui suivent provoquant des flatulences, des douleurs et des éructations. Je ressens des nausées et des tiraillements. J'ai du mal à bouger et je suis fatiguée. J'ai toujours un peu de fièvre, mais elle diminue avec les doses éléphantesques d'antibiotiques qu'on m'a administrées dès mon arrivée au bloc.

Le médecin qui m'a opérée est bref, ce premier soir : il me faut du repos et je risque de rester hospitalisée plusieurs jours à cause de l'infection généralisée de mes systèmes lymphatique et sanguin.

Je découvre les nausées dues à l'anesthésie et aux médicaments administrés en quantité, les bleus sur les mains et les bras provoqués par les perfusions d'antibiotiques, d'antidouleurs et d'anesthésiants. Mais aussi les fourmis dans les jambes dues à l'immobilisation pendant de longues heures. De nouvelles douleurs se réveillent au fil des jours, je sens des picotements et des tiraillements. Les tissus ont été touchés, mon corps travaille à se soigner, à se reconstruire. Les intestins se remettent en marche après avoir été endormis, ils sont douloureux, car ils essaient tant bien que mal de fonctionner sans les bonnes bactéries qui ont été éliminées par les antibiotiques. Mes cicatrices tirent et grattent. À ces inconforts s'ajoute la contrainte de ne pouvoir bouger comme je le souhaite.

Puis je fais mes premiers pas, laborieusement, accrochée à une infirmière d'un côté et à une barre de perfusion de l'autre. J'ai l'impression d'être une vieille femme, fragile et lente. Je résiste, je n'ai pas envie de marcher, mais les infirmières insistent, car plus on mobilise le corps, plus vite il se remet.

Les jours suivants se ressemblent, me font découvrir ce monde aseptisé, codifié, au rythme précis. Réveil à 5 h 45, prise de sang, changement des poches d'hydratation et d'antibiotiques suspendues au-dessus de mon lit. Petit déjeuner insipide, yaourt, thé noir, biscottes et confiture industrielle, puis le passage à la salle de bains. Il est tôt, je suis fatiguée, mais je n'ai pas le choix, l'aide-soignante doit exécuter toutes ces tâches le matin avant 9 heures.

Je découvre aussi l'attente de la prise de température et du passage des infirmières pour savoir si mon état s'améliore, la venue des proches à heures fixes, le plaisir, mais aussi la fatigue liée aux visites. Ainsi que la crainte d'une montée de fièvre et la peur de la solitude. Pour la première fois, j'ai peu d'échappatoires : la télévision ne marche pas, mon téléphone me fatigue, tout comme la lecture. Je suis face à moi-même, face à toutes mes peurs et à mon incompréhension des signaux envoyés par mon corps.

Je me repose, j'apprends à laisser d'autres personnes s'occuper de moi, prendre soin de moi, s'inquiéter pour moi, faire des démarches pour ma sortie.

Je me souviens surtout de la gentillesse des infirmières et des médecins, de leur bienveillance et de leur soutien, nourris d'explications sur tout ce que je vis.

Le diagnostic

Pendant ce séjour à l'hôpital, je reçois la visite du médecin-chef. Il attendait que la fièvre soit tombée pour me faire un compte rendu complet de l'opération et m'annoncer la nouvelle. J'ai eu une torsion de kyste sur l'ovaire gauche avec rupture. L'écoulement de liquide a provoqué une infection qui s'est surajoutée à une infection préexistante de la trompe, soit une salpingite. Une infection qui a tourné en début de septicémie, s'est propagée dans tout le système sanguin et a entamé mon pronostic vital. Ensuite, il explique que le kyste est un endométriome, ainsi nommé, car c'est un amas de cellules endométriales, composées d'endomètre, qui ne devraient pas se trouver dans un ovaire. Lors de l'opération, ils ont découvert que j'étais atteinte d'une forme sévère d'endométriose.

Je me souviens du soulagement ressenti de comprendre ce que j'avais, de savoir que je n'étais pas folle. Avec les larmes aux yeux, j'ai remercié le médecin. Ma maladie est maintenant identifiée, mais j'ai perdu un ovaire et une trompe. Je dois accepter cette perte, accepter l'idée que cette maladie touche ma fertilité, mais aussi le fait je l'ai laissée s'installer, que je n'ai pas assez écouté les signes d'alerte.

Cet événement marque vraiment le début de la rencontre avec mon corps, il est le déclencheur d'un long travail sur moi dans un tourbillon de questions et de remises en cause. Comment gérer cette maladie ? Comment exprimer mes limites et mes besoins avec clarté ? Comment accepter les émotions et les verbaliser ?

À mon retour à la maison, je bénéficie de l'aide d'une femme de ménage. Je fais de grosses courses avec ma mère afin d'être tranquille et j'achète des livres de développement personnel.

Aujourd'hui, je souris et on en rit encore avec elle en repensant à ces achats : du pratique pour que je puisse me reposer, mais des plats à réchauffer au micro-ondes, des produits emballés sous vide dans des contenants en plastique. Aujourd'hui, mes yeux pleurent et mes sourcils se froncent, car je sais qu'ils contiennent des perturbateurs endocriniens et des xénoœstrogènes qui perturbent l'organisme et alimentent la maladie en imitant nos propres hormones.

J'ai un grand besoin de faire du vide dans ma vie. De tourner la page, de prendre soin de moi et de ralentir. Mes amis viennent me voir, à cent mille lieues de ce que je vis, prenant l'apéro et fumant des cigarettes auprès de moi alors qu'à ce moment-là, j'ai arrêté de fumer. Il y a trop de bruit, trop de brouhaha, trop de tout. J'ai besoin d'être seule, mais la solitude me fait peur, car je sais que je vais devoir y plonger pour me trouver. Je sens que mon corps et mon cœur m'embarquent dans une aventure que je ne maîtrise pas.

Je suis entourée de gens qui m'aiment, mais pas de la manière dont j'aurais besoin d'être aimée. Tous me montrent leur amour avec des messages et des cadeaux, m'apportent de l'aide dans l'organisation, dans les soins, le ménage, la préparation des repas, ils essaient de me divertir. Alors, pourquoi ai-je ce sentiment de solitude ? Certes, j'ai la chance d'être entourée, mais en réalité, je me sens très seule, ces attentions ne sont pas celles dont j'aurais besoin même si elles viennent du cœur, même si elles sont merveilleuses et prodiguées avec amour. À ce moment-là, j'ai besoin d'être prise dans les bras pour me laisser aller à pleurer. Je ne sais pas le demander.

En écrivant ces mots, je suis triste. Puis je souris, reconnaissante. Je souris, car les personnes qui font partie de ma vie aujourd'hui prennent le temps de m'écouter, d'approfondir, de m'interroger. Elles prennent les autres dans leur bras, avec attention et compassion. J'ai changé et le monde autour de moi a changé. Pour cela, il faut être soi et montrer celle que l'on est. Mes besoins sont maintenant plus clairs et les réponses autour de moi le sont aussi.

Je ne reproche rien à ceux qui étaient là et sont, pour certains, toujours là, ceux qui ont agi avec ce qu'ils sont, ce qui leur semblait juste pour eux-mêmes, mais aussi par rapport à ce qui émanait de moi à l'époque. On ne parle pas tous le même langage, donc nos gestes d'amour ne correspondent pas toujours aux besoins de ceux que l'on aime : c'est ce qui s'est passé sans doute. Mon langage de prédilection, celui avec lequel j'aime, celui qui fait que je me sens aimée, c'est le toucher et les mots.

Les foyers

Le mot foyer envahit mon quotidien, ce qui est plutôt ironique quand on sait que les médecins parlent de foyers pour évoquer les lieux où se situe l'endométriose dans l'organisme. À ce moment-là, je déménage et m'installe donc dans un nouveau foyer ; je travaille dans un foyer d'accueil pour enfants placés et on me découvre des foyers d'endométriose. Ces derniers envahissent mon utérus, ce nid qui pourrait devenir le foyer, pour neuf mois, de mon futur bébé. D'un seul coup, ça fait beaucoup de foyers dans ma vie.

Juste avant cette opération, je m'étais engagée dans l'achat d'un appartement entièrement à rénover. La durée des travaux était estimée à trois mois, mais ils ont duré plus longtemps et je me suis retrouvée sans logement pour quelques semaines en attendant de pouvoir emménager. Je vis un tourbillon entre des solutions de logement temporaire, les achats, le suivi des travaux, l'organisation du déménagement, les cartons et la reprise du travail.

Cette période est synonyme de stress dans l'organisation, combiné à des horaires irréguliers et des situations professionnelles compliquées. Je travaille dans une institution mal gérée. Bref, je vis dans un cocktail explosif peu propice à une convalescence et à un retour à soi dans le calme.

Cet automne-là est aussi une période de remise en question sur le plan professionnel et de prises de tête concernant les travaux. Mes foyers n'étaient pas les plus accueillants.

Un soir juste avant Noël, alors que je rentre épuisée, je me dis, à voix haute dans ma voiture : « C'est bientôt fini, après Noël, tu seras chez toi, en vacances, et tu pourras te reposer ».

Deux jours plus tard, je suis aux urgences, pour une rupture de kyste. Je connais maintenant les symptômes, ce qui me permet de m'y rendre sans attendre. Je subis donc une nouvelle intervention. Le lendemain, le médecin entre dans ma chambre et m'annonce : « Désolé madame, nous avons fait ce que nous avons pu, mais nous avons dû vous enlever l'ovaire gauche ». Le gauche ? Dans l'instant, je ne comprends pas et ne pose pas de question, j'ai simplement envie de dormir. Au réveil, cette phrase me revient « on vous a enlevé l'ovaire gauche ». J'ai déjà entendu cette même phrase trois mois plus tôt, lors de ma première opération. J'interroge le personnel médical, personne ne comprend, on me dit que tout était enflammé et collé, que le liquide qui s'écoulait du kyste avait un aspect semblable à du chocolat fondu. Cela rendait la visibilité difficile, mais selon le spécialiste, s'il y avait un kyste ici, c'est qu'il y avait un ovaire et qu'ils l'ont enlevé.

Cette fois, le chirurgien qui m'a opérée est un spécialiste de l'endométriose, il prend le temps de m'expliquer que la maladie est étendue et à un stade avancé. Il propose de faire une IRM (imagerie par résonance magnétique) dans quelques semaines, quand mon organisme sera reposé, pour un nouveau bilan. Comme lors de ma précédente intervention et de cette histoire d'ovaire gauche, le liquide brun chocolat, typique des kystes d'endométriose, qui engluait mes organes n'a pas permis un diagnostic précis.

Ses directives sont claires : une injection de Zoladex®, qui fait effet pendant trois mois et simule la ménopause afin de mettre le système reproducteur au repos et éviter un retour de l'endométriose et de nouveaux kystes, puis une autre IRM et enfin une opération de l'endométriose. Après avoir reçu l'injection, je me renseigne sur le Zoladex®. Le traitement agit en bloquant la testostérone et les œstrogènes, et les effets secondaires possibles sont nombreux : dépression, sautes d'humeur, prise de poids pouvant aller jusqu'à dix kilos, acné, vomissements, perte des cheveux, amincissement des os, hallucinations et même parfois des troubles cardiaques. Je suis horrifiée, mais c'est fait. J'échange avec le médecin sur ces possibles effets et il me propose de prendre la pilule en parallèle, pour les atténuer en apportant une légère dose d'hormones. J'accepte de jouer au petit chimiste, car je n'ai plus le choix. Au final, j'aurai la chance de n'avoir aucun effet secondaire. En revanche, le traitement ne fonctionnera pas pour moi, les symptômes resteront présents.

Je décide de créer un blog et je retrouve une ancienne passion, l'écriture. Je commence à assembler les pièces du puzzle, à réaliser que cette maladie n'était sans doute pas que gynécologique, qu'elle était peut-être liée au stress, à mon alimentation, à mon style de vie, à mon enfance, ma famille, mes ancêtres, ma relation amoureuse, l'amour que j'ai (ou plutôt que je n'ai pas) pour moi-même. Cela me fait très peur, car par où commencer quand tant d'hypothèses s'ouvrent à moi. Je poursuis mes recherches. Je prends soin de moi et de ma santé. Je ne sors plus, m'occupe de mon corps et privilégie le repos. C'est une grande période de calme où je cherche, recherche, me cherche, me retrouve et me trouve.

En m'installant dans mon nouveau foyer, je prends un chemin différent qui me ressemble davantage. Mon corps a doucement envie que je l'écoute. Sans que je le sache, un kyste grandit à nouveau sur l'ovaire gauche ou ce qu'il en reste, car je l'apprendrai plus tard, l'ovaire est toujours là, à l'étonnement des spécialistes qui m'examineront ultérieurement.

L'intrusion médicale dans le corps

Lors de cette pause de trois mois, j'ai un rendez-vous pour une première IRM. L'appareil est une sorte de vaisseau spatial constitué d'un cylindre dans lequel on entre allongé et qui fait un bruit de sèche-linge lorsqu'il se met en marche. J'y vais sereine, m'attendant simplement à passer quinze minutes couchée sur le lit d'examen.

Une infirmière m'accompagne dans une petite pièce, je dois me changer et enfiler une chemise d'hôpital bleu pâle. Elle me tend ensuite une poche en plastique remplie de liquide et me dit d'aller aux toilettes pour éliminer le contenu de mon côlon. Je n'avais pas été prévenue de cette étape et n'avais jamais fait cela, je ne sais comment m'y prendre. Elle m'explique comment casser l'embout du tuyau, comment l'introduire dans l'anus, puis presser la poche pour faire couler le liquide dans le bas de l'intestin qui va se contracter, provoquant ainsi des spasmes pour éliminer les selles. Je m'exécute et vous passe les détails.

À ce moment-là, je suis obligée de faire confiance, de me laisser guider tel un robot. J'exécute mécaniquement ce que des inconnus en blouse blanche, parfois bienveillants, parfois froids et distants, me demandent de faire.

Après un énième passage aux toilettes, les spasmes s'arrêtent et j'entre dans la salle d'IRM, la salle qui m'enverra sur la Lune. Si vous avez déjà subi cet examen, vous savez que je fais allusion à cet environnement qui ressemble à un camp d'entraînement pour astronautes prêts à partir explorer l'espace. Sauf qu'on part explorer mon corps, il n'y a pas plus terre à terre.

Je m'assois comme demandé. Là, un technicien en IRM me donne deux tubes contenant un gel transparent, dotés également d'un tuyau et d'une canule à casser. Je le regarde, abasourdie. Il me dit d'introduire le gel d'un tube dans le vagin, celui du second dans l'anus. Je m'exécute, avec l'aide d'une gentille technicienne, et la présence de deux techniciens qui ont l'amabilité de se concentrer sur leurs machines. C'est fait, je suis remplie, pleine de gel qui déborde. Je m'allonge, j'ai envie de pleurer. Je me sens humiliée. Pour eux, cela semble normal, alors je fais comme si ça l'était.

Dans la machine, mes intestins sont à nouveau l'objet de spasmes. Je dois me retenir, ne pas bouger, cela finira plus vite. Le tambour s'arrête. Je suis sonnée, je cours aux toilettes et je pleure.

Depuis, mon corps apprend à subir tandis que mon cerveau se protège par un mécanisme de survie appelé la dissociation. Lorsqu'on souffre de maladies occasionnant des souffrances physiques ou qu'on endure toute autre douleur, un choc émotionnel, un trauma, une agression sexuelle..., l'une des stratégies de protection consiste à se couper de son corps et de ses émotions. On est là sans être là. On s'exécute docilement, on ne dit rien, on ne ressent rien. Le cerveau opte à cet instant pour la solution qui lui semble la meilleure, se déconnecter du corps afin de se couper des ressentis, des émotions et des gestes. Une protection de survie bien rodée, mais qui peut être dangereuse si l'on n'en prend pas conscience et si l'on a ensuite de la difficulté à se reconnecter au corps. Ce phénomène est utile, mais perturbant pour l'organisme qui est ignoré. Les blessures restent en mémoire dans les cellules et peuvent resurgir plus tard sous différentes formes – des émotions qui explosent ou une maladie qui s'installe – le corps physique montrant ainsi qu'il est présent.

Lors de cette première IRM, mon cerveau tourne à plein régime pour gérer ce qui se passe, car il n'a pas aimé la surprise de ces actes intrusifs. Avec le temps, j'apprendrai à vivre tout examen gynécologique ou médical de manière totalement dissociée dès mon arrivée devant les médecins.

Lors des IRM suivantes, je ferai seule les gestes, de manière automatique, dans un état de dissociation. Comme, lorsqu'après tant de passages aux urgences, tant de contacts avec des médecins différents, je m'installerai sur le fauteuil gynécologique, les jambes écartées sans la moindre hésitation ni aucune gêne alors qu'ils sont parfois plus de trois inconnus à observer ce que j'ai de plus intime.

Des incohérences médicales

Après la première IRM, j'attends des nouvelles des médecins en espérant une intervention qui me libérerait de mes douleurs, mais je n'en reçois pas. Ma gynécologue me dit de patienter. Puis un jour, une douleur bien connue revient, un point de côté. Je panique et cours consulter. J'apprends que j'ai un kyste sur l'ovaire droit.

Je suis en colère. Alors que je subis un traitement lourd, une injection de Zoladex® qui peut causer de graves effets secondaires, ce kyste arrive comme une preuve qu'il n'y a pas de résultat, la ménopause artificielle ne fonctionne pas sur moi.

Je reprends un rendez-vous avec le spécialiste dont je n'ai reçu aucune nouvelle et le revois une semaine avant la fin de « l'effet escompté du traitement ». Il est surpris, me questionne sur mes douleurs. Il n'est pas très réceptif quand je lui dis que j'ai changé mon alimentation, que je fais de l'acupuncture et que ça me réussit plutôt bien.

Il me dit qu'il faut envisager une opération de l'endométriose, mais qu'auparavant, il est nécessaire de refaire trois mois de traitement. J'ai un sentiment de déjà vu. En outre, ils avaient omis de me recontacter, je me sens comme un oubli, une erreur dans le dossier. Je suis en colère et refuse ce qu'on me propose. Je sors décidée à tout mettre en œuvre pour me débarrasser de ce kyste et de cette maladie par mes propres moyens. Au vu de cette dernière expérience, je ne peux envisager un nouveau traitement ou un autre suivi médical par ce médecin.

Aujourd'hui, j'ai beaucoup de gratitude pour cette erreur d'organisation, pour cet oubli qui m'a permis de me prendre en main.

Je demande, par téléphone, à ma gynécologue de me prescrire un mi-temps thérapeutique. Elle n'écoute pas et me remet au travail, malgré la souffrance et la peur due à ce kyste qui me tort de douleur. Comme elle a mal raccroché, je l'entends dire à sa secrétaire que je mens quant à mes horaires de travail. Selon elle, personne ne travaille 13 heures par jour, ce qui était pourtant le cas, comme celui de beaucoup de gens employés, comme moi, dans les services publics d'aide à la personne. Je suis déçue et vexée. Il ne me semblait pas si incroyable de souhaiter prendre soin de moi et de ma santé en aménageant mes horaires de travail d'autant plus avec l'accord de ma supérieure hiérarchique.

Aujourd'hui, je retiens de cette expérience un nouveau coup de pouce de la vie qui m'appelle à me faire confiance. Je dois m'éloigner des médecins qui ne me conviennent pas et ne me comprennent pas.

Seule avec mon corps

Je me sens incomprise. J'ai le sentiment que je dois être forte et ne pas me plaindre, que je ne peux compter sur personne dans cette épreuve.

Aujourd'hui, je sais que ces émotions sont partagées par de nombreuses femmes atteintes d'endométriose. À cette époque, je lis le merveilleux ouvrage de Gisèle Frenette *L'Endométriose. Vaincre la douleur et l'infertilité*[1]. Ce livre m'éclaire et me montre que je suis sur la bonne voie avec mes recherches.

1. Éditions Québec-Livres, 2014.

L'auteure écrit : « Je pense que toute maladie ou tout malaise physique est un cri de notre âme pour nous dire que nous ne sommes pas sur la bonne voie et que ce que nous sommes en train de vivre n'est pas bon pour nous, que nous devrions changer notre façon vivre et de penser ». J'ai gardé longtemps cette phrase dans mon agenda, comme un rappel de savoir ancestral oublié.

Afin de comprendre les cris de mon ventre et de quelle manière pouvoir l'entendre et suivre sa danse, j'ai testé différentes approches. J'ai voulu tenter de soulager mes douleurs et surtout éviter l'apparition de nouveaux kystes et une nouvelle opération en urgence. J'étais attirée par les médecines douces auxquelles j'avais déjà eu recours occasionnellement. Le fait que mes opérations aient eu lieu dans des périodes de ma vie plus ou moins stressantes m'a donné envie de soutenir mon corps. Je me suis lancée dans un processus de guérison, à la rencontre de vieilles mémoires, d'anciennes blessures physiques et émotionnelles.

La médecine occidentale m'a sauvé la vie, elle est précieuse et elle a pu diagnostiquer l'endométriose, mais j'en ai très vite perçu les limites. N'utiliser que cette approche médicale sans se pencher sur soi et sur son équilibre, sans percevoir l'impact des émotions, des habitudes et du rythme de vie, l'effet des énergies qui nous entourent, c'est mettre un pansement sur une plaie et attendre que ça passe jusqu'à la prochaine alerte.

Les médecines naturelles ont été pour moi une manière de me pencher sur ma santé et non sur la maladie, la différence est énorme.

Je découvre le livre d'un compatriote, Christian Tal Schaller, médecin généraliste suisse. Dans *Artisans de leur guérison*[2], il écrit que guérir n'est possible qu'en tenant compte de l'être humain dans sa totalité physique, émotionnelle, mentale, spirituelle, familiale, sociale, professionnelle, environnementale et culturelle. Pour lui, ne tenir compte que de notre corps, de nos organes et de tout ce qui le constitue, peut seulement apaiser les symptômes, apporter plus de confort, peut-être vivre quelques années de rémission. Les traitements chimiques et la chirurgie viennent perturber le corps, modifier son fonctionnement sans contribuer à un retour à l'équilibre et à la santé. Pire, les médicaments allopathiques peuvent augmenter l'intoxication de l'organisme et provoquer d'autres symptômes. Voici ce qu'il écrit.

> « La perte de la relation avec notre âme, associée à des pensées limitantes et limitées acquises par notre société et notre éducation, est en cause lorsqu'on vit un déséquilibre. Cette perte de relation à soi à laquelle on ajoute la non-expression des émotions, le stress omniprésent, une alimentation malsaine, trop de sédentarité, d'excitants, de vaccins, de produits chimiques et de médicaments provoquent la maladie, car le corps accumule des toxines que le système immunitaire et les organes d'élimination n'arrivent plus à évacuer. La maladie ne serait donc pas une « tuile » qui nous tombe dessus par pure malchance, mais un mécanisme d'alarme et de dépollution conçu pour permettre le retour à la santé. Le corps humain dispose d'une intelligence supérieure. S'il choisit la maladie, ce n'est pas parce qu'il devient soudain un ennemi qui nous veut du mal, mais parce qu'il nous alerte que quelque chose ne va pas et qu'il a besoin de notre aide. »

---

2. *Artisans de leur guérison. Sortez du monde de la maladie par la médecine holistique, 17 cas extraordinaires*, Lanore, Paris, 2008.

Dans *Artisans de leur Guérison*, l'auteur explique encore :

> « On peut dire que la première chose à faire, pour guérir et vivre longtemps, est d'oser choisir soi-même son programme thérapeutique, ses solutions personnelles pour aller mieux. L'important n'est donc pas tellement quel traitement on suit, mais quel mode de vie on adopte et de voir la maladie comme une occasion unique d'apprendre à gérer sa santé. Une fois que l'on sait la gérer, la peur lentement disparaît et une vie s'ouvre dans laquelle on perçoit la santé comme une dynamique du changement. »

J'ai découvert que d'autres pays ont des visions différentes du corps, de la santé et de la médecine, comme la Chine et sa médecine traditionnelle ou encore l'Inde avec l'ayurvéda. Dans ces cultures, on parle de santé avant de parler de maladie. Le médecin et les traitements naturels sont là pour soutenir le corps dans son équilibre, pour maintenir la santé. Dans ces pays, si on est malade, c'est que le médecin a mal fait son travail et qu'il faut alors se pencher sur tout ce qui a pu déstabiliser l'organisme : climat, nourriture, mode relationnel, événements particuliers entre autres.

Je lis que, déjà au VIe siècle, en Inde, Vagbhata[3] évoquait six stades de développement d'une maladie. Le premier est psychique et amène un déséquilibre lorsque notre ego n'est pas aligné avec le monde extérieur. Le second stade, énergétique, nous parle d'un déséquilibre au niveau des canaux énergétiques, les nadis en Inde ou méridiens en Chine, des notions qui n'existent pas dans la médecine occidentale. S'ensuivent les stades de dysfonctionnement du système neuroendocrinien, puis de dysfonctionnement endotoxique

3. Vagbhata est l'auteur du troisième traité majeur de l'ayurvéda intitulé *Ashtanga Hridaya Samhita*.

avec le développement de toxines dans le corps. C'est seulement au cinquième stade de la maladie qu'apparaissent les symptômes. Le dernier stade est le stade terminal ou l'organe malade est détruit.

Je réalise que le diagnostic, les traitements, les opérations apparaissent donc au cinquième stade de la maladie, voire au sixième, et que celle-ci s'était donc déclarée bien en amont. Je me demande alors si, pour recouvrer la santé, il ne faudrait pas revenir sur tous les stades précédents ? J'en suis convaincue et pourtant, il faut en général à l'être humain, comme ça a été le cas pour moi, atteindre le sixième stade pour réaliser ce qui s'est passé, pour revenir à soi et à son propre équilibre.

Au gré de mes lectures, j'ai également rencontré les écrits du Deepak Chopra[4], une révélation pour moi et la découverte d'un monde que je sens juste, que je sais juste. Une phrase de Chopra m'accompagne et j'ai envie de la partager avec vous : « Au lieu d'entretenir la conviction que votre corps se détériore avec le temps, chérissez la conviction que votre corps se renouvelle à chaque instant. »

J'ai avancé sur ce chemin, en explorant des livres et des articles, en rencontrant des thérapeutes, en changeant la manière de m'alimenter pour tendre vers ce fameux équilibre, car j'avais la conviction que je pourrais ainsi atténuer mes symptômes, même peut-être guérir.

Avec le recul, il est difficile de dire ce qui a marché et ce qui a eu le plus d'effets sur les symptômes de l'endométriose, car j'ai pris ce chemin à bras le corps et utilisé de nombreuses

4. Médecin et écrivain indo-américain spécialisé dans la spiritualité et les médecines alternatives.

ressources, souvent en parallèle. Une chose est sûre, toutes ont eu un impact à un moment donné et ce chemin a été positif, car j'ai enfin pris soin de moi, j'ai investi dans ma santé et mon bien-être, je me suis intéressée à ce corps si longtemps ignoré. Le plus important peut-être c'est que j'y croyais et que j'ai enfin appris à m'aimer.

LES DOUZE CHEMINS VERS L'ÉQUILIBRE

Grâce à mon expérience, à mes formations et à ma pratique de coach avec les femmes souffrant d'endométriose, j'ai pu établir, dans mon parcours, douze chemins pour aller mieux et diminuer les douleurs ; douze chemins pour aller à la rencontre de soi, de son corps et retrouver l'équilibre.

Je les ai empruntés, j'y ai fait des allers et retours, car ils n'étaient pas toujours évidents ni bien indiqués. Ils m'invitaient parfois à m'arrêter un temps, à bifurquer vers un autre, à les éviter, car ils semblaient obscurs. Ces chemins, je vais les décrire ici avec ma perception et vous faire part de mes recherches et de mes connaissances. Selon moi, ce sont les voies à suivre, tel un labyrinthe, lorsqu'on est atteinte d'endométriose ou de toute autre maladie du système reproducteur féminin.

Volontairement, je place cette partie au milieu du récit de mon parcours avec l'endométriose, car c'est à ce moment-là que j'ai décidé de réfléchir à des solutions et que j'ai commencé à m'intéresser à la maladie et à l'alimentation autant qu'au développement personnel, en explorant différentes pistes. Cette partie se différencie du récit par sa mise en page, afin que vous puissiez venir y retrouver de précieuses informations et piocher des outils selon le stade où vous en êtes dans votre parcours.

En préambule, j'ai envie de dire que, oui, je me suis sentie abandonnée par les médecins et que j'ai décidé de chercher moi-même mes propres solutions, cependant je ne suis pas restée seule, j'ai parlé autour de moi de la maladie et j'ai également exploré différentes pistes auprès de thérapeutes holistiques, orientés vers les médecines naturelles et énergétiques, auprès de psychothérapeutes et de naturopathes entre autres. Les médecines douces et les thérapies holistiques prennent en compte notre corps, mais aussi nos émotions, notre personnalité, notre environnement et notre vécu. Je vous recommande de constituer, vous aussi, une super équipe qui vous accompagnera sur le chemin de la santé.

J'ai rencontré des personnes qualifiées, d'autres moins, des personnes qui m'ont fait avancer très vite, d'autres qui m'ont induite en erreur et certaines qui m'ont fait stagner. Je prends toutes ces expériences avec du recul, car elles m'ont toutes permis, à un certain niveau, de guérir des parts de moi-même. Parfois concrètement, parfois de manière indirecte en m'apprenant à dire non, en m'interrogeant sur leur utilité, en questionnant mon corps sur les bienfaits ressentis et sur l'envie de continuer.

J'ai envie, ici, de tirer une sonnette d'alarme, car lorsqu'on est atteinte d'une maladie comme l'endométriose qui touche physiquement autant qu'émotionnellement, on est souvent sensible et vulnérable et on doit faire attention aux mauvais thérapeutes. J'entends par là des personnes qui promettent monts et merveilles, des personnes non diplômées, qui prétendent que vous allez guérir avec leur méthode. Cela peut également être un ou une thérapeute avec qui vous n'avez pas le feeling même si sa réputation est excellente. Si l'on sent le moindre inconfort, il faut l'écouter, c'est le corps qui parle. Je le sais maintenant, il est si important de se sentir en sécurité et d'aller aux séances avec envie et même avec impatience, c'est ainsi qu'elles sont bénéfiques.

Je vous livre ces paroles de Yvan Amar, écrivain et conférencier français, qui devraient nous enlever toute envie de rencontrer quelqu'un qui promet de nous guérir miraculeusement même si, quand on souffre le martyre, un contrat avec le diable peut être tentant :

> « Si quelqu'un me guérit et me retire mon mal, j'entends aussi qu'il me hisse au niveau de conscience que j'aurais atteint si j'avais moi-même résolu ce que ce mal devait m'apprendre. Sinon, s'il me laisse dans le même état de conscience après m'avoir retiré mon mal, il me vole l'outil de ma croissance que peut être cette maladie. ».[5]

1. L'alimentation et la santé du système digestif

Le lien entre l'alimentation et l'endométriose est capital. Certains aliments peuvent influencer nos hormones et avoir un effet sur la maladie tandis que d'autres auront une action inflammatoire et accentueront les symptômes et les douleurs. Sur le chemin qui m'a menée à cette vie sans douleur ni symptômes, j'ai commencé par me soucier de mon alimentation et c'est ce que je conseille aux femmes qui ne savent pas comment aborder la maladie ni quels changements concrets envisager.

Modifier son alimentation, c'est apporter un confort immédiat au corps et au système digestif. C'est aussi avoir un certain contrôle sur ce que l'on fait, sur ce qui se passe et

5. *L'Effort et la Grâce*, Albin Michel, Paris, 1999, 2005.

sur les résultats obtenus. Beaucoup de femmes que j'ai rencontrées ont, tout comme moi d'ailleurs, une légère, même une grande tendance au contrôle, alors, autant en profiter !

Il est essentiel de connaître l'action des aliments sur le corps et sur la maladie, d'en comprendre les mécanismes physiologiques et de faire des essais pour découvrir peu à peu ce qui nous convient ou non. S'engager sur ce chemin par le biais de l'alimentation permet aussi d'accéder à quelque chose de bien plus précieux, l'écoute de son corps. Ressentir et observer les signes et les éventuels inconforts sont un premier pas vers l'écoute active. Pour moi, lorsqu'on est malade, c'est que le corps crie pour être entendu. Commencer concrètement, par des changements alimentaires, produit des merveilles au niveau des symptômes et/ou des douleurs et permet aussi à notre corps d'être compris, écouté et donc de se calmer.

Avant d'approfondir le sujet, je tiens à vous faire part de la manière dont je pense l'alimentation aujourd'hui. Nous sommes toutes différentes, génétiquement parlant, nous avons aussi des parcours variés, des différences de gabarit et de posture physique, nous ne faisons pas les mêmes exercices au quotidien, nous n'avons pas le même régime alimentaire ni le même environnement géographique et culturel. C'est pourquoi une méthode qui convient à l'une ne conviendra peut-être pas à une autre.

Certaine que la maladie vient d'un déséquilibre profond que nous avons à rectifier, je suis également convaincue que l'équilibre n'est pas le même d'une personne à l'autre et que nous devons expérimenter ce qui est le mieux pour chacune d'entre nous.

Des études ont prouvé que le régime anti-inflammatoire avait un rôle certain sur les douleurs et sur la progression de la maladie et je suis le parfait exemple qu'une alimentation adaptée a contribué à la disparition des symptômes et des douleurs, à l'équilibre de mon cycle menstruel et à la non-progression de la maladie. Cependant, mes lectures et mes réflexions récentes m'interrogent sur le fait que le régime « endo-friendly » est très restrictif et que si on ne fait pas super attention à l'équilibre alimentaire, il peut conduire à des carences… Alors, oui, éliminez ce qui vous fait mal, et que j'ai listé ci-dessous, mais n'oubliez pas de compenser par des apports importants pour que votre corps puisse guérir, se réparer et fonctionner avec énergie !

Le système digestif

L'alimentation a un impact direct sur notre système hormonal. Une bonne alimentation, complète, régulière est à privilégier pour soutenir le corps dans sa production d'énergie et dans son fonctionnement.

L'un des meilleurs moyens de savoir si notre système digestif est en bonne santé, c'est la fréquence et la « qualité » de nos selles. Dans l'idéal, il faudrait aller à la selle tous les matins, c'est le signe d'une santé digestive optimale.

Soutenir son système digestif, c'est manger régulièrement, avoir une alimentation équilibrée, bien mâcher et s'hydrater suffisamment. C'est aussi soutenir ses intestins avec des probiotiques et des prébiotiques. Les premiers sont de micro-organismes vivants qui renforcent la flore digestive, ils sont naturellement présents dans l'organisme. Les seconds sont des substances issues des aliments qui nourrissent les probiotiques. Si les uns ou les autres sont défaillants (mis à mal par des traitements chimiques ou une mauvaise alimentation), le système digestif est fragilisé. Il est alors possible d'en absorber sous forme de poudre ou de comprimés (vendus en pharmacie).

7 règles pour un meilleur système digestif

- Consommer des fibres pour une meilleure élimination des œstrogènes et de tout ce dont notre corps n'a plus besoin (légumes, légumineuses, quinoa, amandes, fruits rouges, noix de coco, cacao, fruits secs, graines de lin...).
- Manger cinq à dix portions de légumes et fruits bio par jour (attention à l'extracteur de jus qui élimine les fibres).
- Consommer des crucifères (toutes les sortes de choux), précieuses pour la régulation de l'œstrogène, deux à trois fois par semaine si vous les digérez bien. Si vous les supportez mal, la famille des crucifères ne comprend pas seulement les choux, mais aussi les radis, les navets, le cresson, la roquette, le raifort, la moutarde et l'huile de colza et de caméline.
- Manger trois fois par semaine des légumineuses, lentilles, pois, pois chiches : ces derniers sont à faire tremper 24 heures avant de les cuisiner afin de faciliter leur digestion. S'ils ne passent pas bien, vous pouvez les éliminer pour un temps, puis reprendre progressivement leur consommation.
- Consommer des céréales, obligatoirement complètes et issues de l'agriculture biologique (privilégiez le bio pour tous vos aliments).

- Ne consommer que des pains à base de farines complètes, bio et au levain.
- Manger des oléagineux (noix, graines, beurres de cacahuètes ou de cajou…).

Le régime anti-inflammatoire

Dans le régime classique « anti-endo » ou « endo-diète », une endo-girl doit éviter les aliments qui exacerbent les symptômes par leur effet inflammatoire ou hormonal.

Depuis le début de mon parcours vers la guérison, mon alimentation a changé à plusieurs reprises : régimes stricts, régimes plus souples, végétarien, presque véganes. Actuellement, je suis plus souple, mais je suis surtout plus ouverte à des aliments que je ne consommais plus. Je suis principalement attentive à la manière dont ces aliments sont produits et d'où ils viennent.

Ce qu'il faut éviter

Le régime endo-friendly déconseille un certain nombre d'aliments qui ont, pour la plupart, des effets sur le système hormonal ou parfois fragilisent globalement notre métabolisme et l'équilibre général.

Le soja

À son sujet, on trouve de nombreuses informations et leur contraire, mais une chose est certaine, il contient des phytoestrogènes, c'est-à-dire des œstrogènes produits par la plante qui, dans l'organisme, peuvent imiter nos propres œstrogènes. Comme l'endométriose est une maladie œstrogéno-dépendante, ce qui signifie qu'elle se nourrit d'œstrogènes pour se propager, il est mieux d'éviter tout apport extérieur qui viendrait s'ajouter à ce que notre corps produit naturellement.

Néanmoins, sur ce point, des études contradictoires ont été menées et deux écoles existent, de sorte que les médecins et les nutritionnistes ne savent pas réellement quel est l'impact du soja et de ses phytoestrogènes sur le corps. L'une d'elles conclut qu'ils imitent nos œstrogènes sans avoir le même effet et qu'une fois qu'ils se fixent dans les cellules, ils empêchent nos œstrogènes de s'y établir ce qui pourrait favoriser leur élimination et même atténuer leur production. L'autre étude dit qu'on observe une augmentation (non favorable) du taux d'œstrogènes en circulation dans le sang chez les personnes qui consomment de grandes quantités de soja.

Par ailleurs, la consommation de soja est très nouvelle en Europe, son assimilation nous est donc moins familière que pour les Asiatiques qui en consomment depuis des millénaires et dont l'organisme dispose d'enzymes plus à même de l'assimiler.

Au final, il est difficile de prendre position sur cet aliment, c'est pourquoi, dans le doute, il est généralement classé parmi ceux qu'il faut éviter. Personnellement, je l'ai identifié comme ayant une action négative sur moi et sur mon système hormonal. Chez moi, lorsque j'en consomme, je constate un retour du syndrome prémenstruel, des seins enflés et des nausées juste avant les règles. Comme les données sur ce produit ne sont pas univoques, essayez-le, surveillez vos réactions et avisez par vous-même.

La viande

Les informations sont assez disparates sur ce sujet. Cependant, les viandes rouges et le porc figurent sur presque toutes les listes d'aliments à éviter dans les ouvrages sur les maladies inflammatoires comme dans les informations glanées sur Internet à propos du régime anti-inflammatoire ou spécial endométriose. Il est certain que ces viandes contiennent de mauvaises graisses (les graisses trans) qui pourraient augmenter les symptômes inflammatoires de l'endométriose. Par ailleurs, les viandes issues d'élevages industriels contiennent souvent de la dioxine, des molécules toxiques qui circulent dans l'air à cause de la pollution et qui imprègnent les graisses et les tissus des animaux que nous mangeons, puis se logent dans nos propres tissus. Les viandes d'élevage contiennent aussi des hormones absorbées par l'alimentation (le poulet et les viandes blanches sont aussi concernés). Ce sont des phytoestrogènes quand les animaux sont nourris au soja, ce qui est souvent le cas, ou d'autres hormones qui leur sont administrées pour les faire grossir plus vite.

Il est intéressant de noter qu'il y a de plus en plus d'indices qui lient l'exposition chronique à des polluants chimiques – tels que la dioxine et les PCB[6] – à une prévalence et à une sévérité accrue des cas d'endométriose. L'une des façons de réduire l'absorption de ces substances chimiques est de réduire sa consommation de graisses animales, spécifiquement les produits laitiers gras, la viande rouge et le poisson. La dioxine et les PCB s'accumulent tous les deux dans les

6. Les PCB ou PolyChloroBiphényles sont des polluants très répandus, entre autres dans les cours d'eau où ils contaminent les poissons d'eau douce.

graisses animales et sont la principale voie de contamination de notre système sanguin et hormonal.

Il y a environ un an, une naturopathe hawaïenne a bousculé mes croyances en partageant des informations sur les bienfaits du bouillon d'os et de la viande rouge « bien élevée », en anglais, « grassfed meat » qui signifie « viande qui a été nourrie avec de l'herbe ». Selon ses recherches, la viande rouge et le bouillon d'os issus de bêtes élevées et nourries dans de bonnes conditions nous apportent du collagène et des minéraux précieux (calcium, magnésium, phosphore...), en une quantité que nous trouvons difficilement ailleurs. Cette source de nutriments peut également nous aider à « réparer » et à « renforcer » nos ligaments, corriger une déficience en oméga 3, calmer l'inflammation. Pour des personnes atteintes de maladies chroniques, consommer suffisamment d'acides aminés essentiels est primordial et ces derniers sont plus faciles à assimiler si on les consomme ainsi. Bien sûr, avec un régime végétarien ou végane vraiment complet, soucieux des apports et enrichi en compléments alimentaires, absorber des acides aminés est possible, mais plus compliqué. Selon cette naturopathe, le bouillon d'os contient tout ce dont le corps a besoin pour « s'autoréparer », réparer les tissus et en créer de nouveaux, parfaitement sains.

Lorsqu'on souffre d'endométriose, la condition *sine qua non* à la consommation de viande est qu'elle soit biologique, que les animaux aient été nourris avec de l'herbe et que l'élevage respecte un maximum d'éthique (confort, espace, absence de douleur...) pour éviter qu'ils soient stressés, ce qui a un effet néfaste sur leur santé et en conséquence sur la qualité de leur viande.

Les produits laitiers

Ils sont jugés inflammatoires et inutiles à notre organisme. Tout comme pour la viande, nous sommes fortement influencés par les lobbys qui nous font croire que le lait est indispensable à la santé.

Outre l'inflammation naturelle due à la composition des produits laitiers, il est essentiel de savoir qu'ils contiennent souvent des hormones, des médicaments tels que des antibiotiques et même parfois du pus, provenant de l'infection des mamelles des vaches, si sollicitées au quotidien qu'elles peuvent souffrir d'abcès, et qui se mêle au lait.

J'ai cessé de consommer des produits laitiers depuis des années et cela ne me manque pas. J'ai même clairement identifié une disparition des douleurs liées à l'endométriose grâce à leur diminution. J'ai également observé un confort digestif certain depuis l'arrêt de ma consommation de lait, de beurre, de crème, de yaourts, etc. Quant à mon taux de calcium, au grand étonnement de mon médecin généraliste, il est un peu trop élevé ! Attentive à ne pas en manquer, je mange beaucoup d'oléagineux et de légumineuses qui apportent ce dont mon corps a besoin et que l'on ne trouve pas seulement dans les produits laitiers comme on nous le fait souvent croire.

Les produits laitiers contribuent à stimuler la production de prostaglandine et participent donc à l'inflammation de l'endométriose et à l'aggravation des symptômes douloureux de la maladie. Les prostaglandines sont des hormones stimulées par les œstrogènes et responsables des crampes, nausées et autres symptômes de l'endométriose. Il existe toutefois de bonnes et de mauvaises prostaglandines, celles que l'on trouve dans les produits laitiers augmentant donc l'inflammation.

Pour ma part, j'ai complètement éliminé ces produits de mon régime alimentaire et cela me convient. Lorsque je fais des écarts avec des produits à base de lait de chèvre, je sens un inconfort digestif dès le jour suivant.

Je conseille donc de cesser d'en consommer. Attention, il existe aujourd'hui des produits sans lactose, mais pour les femmes souffrant d'endométriose, cela ne change rien, car ils contiennent de la caséine, une protéine du lait, et c'est surtout celle-ci qui serait nocive et déclencherait l'inflammation. On peut facilement remplacer le lait par des « laits » végétaux, à l'amande, à base de riz ou de coco, et cuisiner avec de la crème d'amande.

Il faut toutefois être attentive à consommer du calcium, soit en complément, soit en achetant des laits végétaux avec ajout de calcium ou en consommant les aliments suivants de manière régulière :

- légumes verts à feuilles (épinards, brocolis, chou kale, bok-choy) ;
- graines de sésame ;
- amandes ;
- figues ;
- algues ;
- saumon et sardines ;
- tahini, crème de sésame.

Le gluten

Le gluten est un aliment inflammatoire reconnu et il aurait aussi un effet sur l'endométriose. Cependant, on n'a pas trouvé de lien direct avec les problèmes hormonaux. Il est conseillé aux femmes atteintes d'endométriose de tester pendant trois mois un régime sans gluten strict, suivi d'une réintroduction progressive, afin de voir comment le corps réagit, de vérifier s'il y a une diminution ou non des douleurs et si les fonctions digestives s'améliorent.

Si le résultat n'est pas vraiment clair ou si l'éviction totale est difficile, le mieux est de favoriser les produits les plus artisanaux possible, de choisir les farines les plus complètes et d'éviter les produits déjà préparés, mélanges pour crêpes et gâteaux, produits de boulangerie industrielle. Bien choisir son pain et ses céréales permet déjà de diminuer considérablement sa dose quotidienne de gluten. Je sais que, pour certaines, le gluten a un effet majeur sur les symptômes, sur le fameux endo-belly (le ventre de femme enceinte de six mois) et sur les douleurs. C'est mon cas si j'en absorbe beaucoup, mais si je me limite à une quantité raisonnable et si je choisis des produits de qualités, cela me convient. À vous de tester et de ressentir.

Le sucre

Dans la majorité des recherches que j'ai effectuées sur le sujet, j'ai pu apprendre que le sucre pourrait favoriser l'inflammation et les douleurs de l'endométriose, car il modifie l'équilibre acido-basique de l'organisme et compromet ainsi l'équilibre des intestins et du corps en général.

La consommation excessive de sucre est souvent associée à l'augmentation de la quantité de graisse viscérale (la graisse qui entoure les organes). Or, celle-ci peut déclencher une inflammation de l'endométriose directement ou indirectement. En effet, les cellules des graisses produisent et stockent de petites quantités d'œstrogènes, ce qui implique que plus il y a de masse graisseuse, plus il y a d'œstrogènes inutiles en circulation. La prise de poids typique liée aux œstrogènes est visible au niveau du ventre, des hanches et des cuisses, et dessine une silhouette en forme de poire.

Les mauvaises graisses ou gras trans

De nombreuses études ont montré un lien entre la consommation excessive de ces graisses et une augmentation du risque de maladies cardiovasculaires, de troubles hormonaux et de cancers.

On trouve des gras trans dans les produits industriels et dans ceux d'origine animale : fritures, margarine à base d'huile hydrogénée, chips, biscuits, fromages de mauvaise qualité et plats préparés.

Pour les éviter, il est conseillé de :

- réduire sa consommation de gras animal et de produits industriels ;
- éviter les fritures, beignets, chips, poissons panés, nuggets, frites, chips, churros ;
- ne pas consommer de produits qui portent la mention « Huile hydrogénée ou partiellement hydrogénée » sur leur étiquette ;
- ne pas utiliser de margarine dure ;

- éviter les biscuits et la pâtisserie industrielle ;
- éviter de manger dans les cantines, les cantines scolaires, les restaurants d'entreprise et les hôpitaux (eh oui, c'est un peu compliqué quand on est hospitalisée, si on est étudiante, si on travaille dans l'un de ces lieux, mais il vaut mieux apporter ses propres repas).
- utiliser les huiles conseillées pour la cuisson ;
- arroser vos aliments, après la cuisson, d'huiles vierges, première pression à froid et bio.

L'alcool

L'alcool est déconseillé en raison de sa haute teneur en sucre, mais aussi parce qu'il augmenterait le taux d'œstrogènes. De plus, l'alcool est nocif pour le foie et le foie est l'organe qui draine, nettoie et élimine le surplus d'œstrogènes.

La bière a une action directe, car elle contient des phytoestrogènes issus du houblon et qui ont un impact encore plus important que les autres. Ajoutons à cela le fait qu'elle contient aussi du gluten source d'inflammation. Il est donc préférable de s'abstenir de consommer cette boisson.

Et le vin rouge ? Il est réputé pour être, à petite dose, bénéfique pour la santé. Cependant, il est important de savoir que ses bénéfices sont exactement les mêmes que ceux du jus de raisin, alors si vraiment vous en avez envie, consommez-en par plaisir, occasionnellement, mais sans vous dire que « c'est pour votre bien et que vous n'avez pas d'autres alternatives ».

La caféine

On sait que le café torréfié amène un stress oxydatif, il serait, en outre, inflammatoire, d'ailleurs de nombreuses personnes ressentent des troubles digestifs après sa consommation. Le café est à déconseiller aux personnes anxieuses, stressées, insomniaques, qui souffrent de maladies inflammatoires, qui ont un syndrome de l'intestin irritable, de l'hyperméabilité intestinale ou des problèmes de reflux gastro-œsophagien.

Ce n'est pas toujours facile de s'en passer, mais il peut être intéressant de se mettre aux tisanes, ou au fabuleux lait d'or, la recette magique anti-inflammatoire contenant du lait d'amande, de riz ou de coco, auquel s'ajoutent du curcuma et de la cannelle.

Ce qu'il faudrait ajouter

Pour être en bonne santé et avoir de l'énergie, il est essentiel de bien se nourrir. Dans la partie précédente, j'ai cité les aliments à éviter, mais rassurez-vous, il en reste beaucoup pour se faire plaisir.

Une alimentation normale et saine doit contenir des glucides (sucres de préférence à absorption lente, céréales), des protéines, des lipides (bonnes graisses), des vitamines et des minéraux (fruits et légumes). L'idéal est de manger avec régularité au cours de la journée, de prévoir un rythme quotidien qui ne déstabilise pas le corps, au moins lors de cette période de rééquilibrage, soit essayer de manger trois repas par jour en ajoutant deux collations.

Les bonnes protéines

Les protéines participent à la croissance et au développement de tous les tissus. Elles aident le corps à se construire et à se reconstruire. On trouve les protéines dans la viande, le poisson, les fruits de mer, les œufs, les grains entiers, les noix et légumineuses.

Si vous consommez de la viande, elle doit être de provenance irréprochable, de bêtes nourries uniquement d'herbe. Le bouillon d'os peut être un excellent apport pour aider à la reconstruction des tissus.

Les poissons doivent être de préférence des poissons sauvages issus d'une pêche éthique pratiquée par de petits pêcheurs ou des poissons d'élevage dont la nourriture n'est pas enrichie d'hormones. Les poissons gras sont à privilégier pour leur apport en oméga 3 tout comme les petits poissons qui sont plus pauvres en métaux lourds (maquereaux et sardines).

Les œufs, dans l'idéal, devraient provenir d'un label garantissant leur provenance de poules ayant vécu à l'air libre et qui ont mangé des aliments de qualité. Le top : vos poules ou celles du voisin ! Par ailleurs, les œufs sont plus ou moins tolérés par les femmes atteintes d'endométriose. Il peut être intéressant de faire un test pour voir si votre organisme les supporte bien, en cessant d'abord leur consommation pendant un mois, puis en mangeant une simple omelette, des œufs au plat ou à la coque au petit déjeuner et voir comment votre corps réagit.

Pour rappel, tous les produits d'origine animale contiennent des prostaglandines de la série 2 issues des graisses et impliquées dans les processus inflammatoires.

Les bons glucides

Les glucides sont les sucres, à ne pas confondre avec le sucre (sucre blanc et sucres rapides qui sont aussi des glucides). Les glucides fournissent l'énergie nécessaire au fonctionnement du corps et au soutien de l'activité des cellules, ils sont donc essentiels à la santé et au bon maintien du système nerveux.

Privilégiez les glucides complexes (sucres lents) qui incluent les féculents et les fibres : grains et céréales (riz brun, sarrasin, quinoa, millet, maïs). On trouve également des glucides en plus faible quantité dans les légumineuses, les légumes et les fruits.

Les fibres que l'on trouve dans les glucides complexes sont très importantes. Elles ne sont pas vraiment digérées, mais plutôt dégradées à la fin du transit par la flore microbienne du côlon. Ce processus amène une sensation de satiété et régularise le transit intestinal. Leur passage le long de l'intestin produit un effet de balayage contre ses parois qui entraîne les déchets vers l'extérieur du corps. Les fibres absorbent ainsi le surplus d'œstrogènes et d'autres hormones, et contribuent à l'équilibre hormonal.

Lorsque le côlon est irritable, irrité ou sensible, certaines fibres peuvent être moins digestes et provoquer de l'inconfort digestif. Les fibres provenant de la famille des crucifères (choux), des légumineuses et du blé sont propices à cet inconfort. Si c'est le cas, consommez-les en petites quantités ou faites des tests en les supprimant complètement pour les réintroduire ensuite, progressivement.

Les bons gras, des indispensables !

On les trouve dans les huiles pressées à froid, les avocats, les oléagineux (amandes, noix, noisettes, etc.), les poissons gras (sardines, maquereaux, saumon, etc.).

Les gras mono-insaturés sont de bons gras qui incluent des oméga 9 : huile d'olive, de canola et d'arachide, avocats, amandes, pistaches, noisettes.

Les gras polyinsaturés sont des acides gras essentiels riches en oméga 3 et 6 qui permettent le bon fonctionnement des systèmes cardiovasculaire, nerveux, immunitaire et hormonal, et régulent les processus inflammatoires.

Les sources d'acides gras riches en oméga 6 : huile de carthame, de tournesol, de chanvre, d'onagre, de bourrache, de pépins de raisin, margarine non hydrogénée, noix, amandes, graines de tournesol, céréales et œufs.

Les sources d'acides gras riches en oméga 3 : poissons d'eau froide à chair grasse, saumon, maquereau, hareng, flétan, sardine, huile de lin, de canola, de germe de blé, graines de lin, noix et œufs enrichis en oméga 3.

La plupart des sources de gras contiennent des combinaisons de tous les acides gras, mais il faut privilégier celles qui sont mentionnées ci-dessus. Ce sont elles qui apportent le plus d'acides gras nécessaires à l'organisme afin d'encourager la fabrication de prostaglandines anti-inflammatoires (séries 1 et 3) et de diminuer la fabrication de prostaglandines inflammatoires (série 2). Les bons gras augmentent aussi notre niveau de progestérone, dont les femmes atteintes d'endométriose manquent le plus souvent.

Et encore !

Mangez des légumineuses si votre système digestif les supporte bien. Afin d'être plus digestes, la plupart doivent tremper pendant 24 heures avant d'être cuisinées.

Consommez beaucoup de fruits et légumes, bien sûr, et bio ! Je vous invite à être créative, à vous intéresser aux saisons et aux légumes de votre région, à tester de nouvelles recettes pour trouver du plaisir à les manger.

Testez les jus de légumes à feuilles vertes et de légumes verts (épinards, céleri, chou kalé, salade, courgettes, choux, brocolis, artichauts, asperges). Là aussi, soyez créative pour en améliorer le goût, avec du citron et une pomme, par exemple.

Pensez aux oléagineux, avec toute la famille des noix, noisettes, etc., et leurs dérivés comme le beurre de noix de cajou ou d'amandes, un délice !

N'oubliez pas les algues. Une seule cuillerée à soupe quotidienne donne à l'organisme tous les micronutriments indispensables à un bon métabolisme. Les algues sont riches en antioxydants et contiennent presque toutes les vitamines indispensables à notre organisme. Elles sont également riches en fibres, en protéines et par-dessus tout, elles sont très digestes.

Explorez, inventez, testez, inspirez-vous des merveilleuses recettes *healthy* qu'on trouve partout, mais aussi, parlez avec les commerçants afin de connaître l'origine des produits que vous achetez, vous ferez un grand pas vers une plus grande de conscience de votre corps et de votre bien-être.

Compléments alimentaires et plantes

Il est parfois utile de faire des tests sanguins (voir avec un médecin ou un laboratoire d'analyses) afin de vérifier qu'on ne souffre pas de carences en vitamines, en minéraux, en protéines ou en fer entre autres. En cas de manque, les compléments peuvent enrichir notre apport alimentaire en fournissant les nutriments nécessaires au quotidien.

Si vous suivez le régime « anti-inflammatoire », il me semble important de le complémenter avec des vitamines B, des oméga 3 et 6, du zinc et du magnésium qui vous procureront les essentiels pour soutenir vos hormones, relaxer vos muscles et œuvrer pour des tissus plus sains. Faites-vous conseiller par des professionnels afin d'être sûre de faire du bien à votre corps, car éliminer les aliments qui causent des inflammations ou/et trop d'acidité, c'est bien, mais il faut veiller à ne pas être carencée et à ajouter les bons compléments afin d'éviter un nouveau déséquilibre.

Les tisanes de plantes, la phytothérapie et la gemmothérapie (à base de jeunes pousses, bourgeons, radicelles, etc.) peuvent être aussi de bons soutiens en cas de douleurs d'endométriose et menstruelles, mais également un soutien de l'équilibre hormonal. Mes plantes favorites sont la tisane de framboisier, le gattilier, la prêle des champs et l'ortie.

2. Éliminer les produits toxiques

Additifs, hormones de synthèse, plastique, xénoœstrogènes forment un joli cocktail très présent dans notre quotidien qui chamboule le système hormonal. Nous avons grandi dans l'ère du plastique et il est difficile d'éviter ces matières toxiques même si l'on trouve aujourd'hui de plus en plus de produits qui permettent de réduire leur usage.

Pour éviter ou atténuer l'endométriose ainsi que les autres maladies hormonales et celles du système reproducteur, il faut se méfier des xénoœstrogènes, ces hormones de synthèse qui imitent l'œstrogène naturel de notre organisme. Ils sont présents dans le plastique, les cosmétiques et les produits de nettoyage, sont absorbés par les récepteurs d'œstrogènes de notre corps, font grimper le niveau de nos hormones et provoquent un déséquilibre.

D'où viennent les xénoœstrogènes ?

Il y a plus d'une vingtaine de substances chimiques identifiées comme ayant un effet similaire à celui de l'œstrogène (œstrogène-like). On les trouve en abondances dans :

- les plastiques de toutes sortes ;
- les tapis et moquettes ;
- les produits de nettoyage, détergents et désodorisants ;
- les insecticides, les pesticides et les herbicides ;
- le Teflon que l'on trouve sur la surface des poêles ou encore des fers à lisser et à boucler ;
- les lotions corporelles et les crèmes solaires ;
- les colorants et conservateurs alimentaires ;
- les parfums et les cosmétiques.

C'est effrayant, car nous y sommes constamment exposés. Cependant, avec un peu d'expérience et de bon sens, on peut minimiser les sources de contact avec ces substances et faire de la prévention auprès de nos proches et pour les générations futures, en évitant les matières plastiques, en privilégiant les produits écologiques et en s'informant avant d'acheter.

Les xénoœstrogènes les plus courants

- **Le bisphénol A (BPA)**

C'est un xénoœstrogène courant, interdit sur les tickets de caisse depuis 2015, mais hélas encore utilisé. On en trouve dans divers produits :

– le plastique (contenants alimentaires, bouteilles d'eau) ;

– les boîtes de conserve en métal ;

– la résine utilisée par les dentistes ;

– l'encre brillante des tickets de caisse.

L'exposition aux xénoœstrogènes augmente de manière très importante lorsque ces matières sont chauffées, lorsqu'elles sont abîmées, griffées ou décolorées. Un plastique contenant du BPA est très dangereux quand il est chauffé, alors pensez-y avant de mettre un Tupperware au four à micro-ondes ! Des recherches ont montré une activation immédiate des récepteurs d'œstrogènes et une stimulation des cellules cancéreuses sur des patientes atteintes de cancer du sein. Dans le développement du fœtus, les œstrogènes contrôlent le développement du cerveau, du système reproducteur et du système hormonal. Les xénoœstrogènes peuvent dupliquer, bloquer ou exagérer la réponse hormonale. Chez les bébés, ils peuvent provoquer des maladies du système hormonal et du développement. Chez l'homme, on a trouvé une corrélation entre BPA et cancer de la prostate. Il pourrait être également en cause dans des problèmes d'obésité, en bousculant l'activité des cellules graisseuses.

Pour réduire notre exposition au bisphénol A, il faut :

- Vérifier la présence du sigle « BPA free » sur les bouteilles, canettes et boîtes de conserve, sur les gourdes, les biberons et autres tasses en plastique.
- Limiter, voire éliminer, l'utilisation d'aliments en boîte de conserve et en contenant plastique. Acheter des aliments dans des contenants en verre ou dans des briques. Certaines marques ont arrêté d'utiliser le BPA, mais dans le doute, le verre est plus sûr.
- Limiter l'usage de vaisselle et ustensiles de cuisine en plastique tels que contenants, plats, spatules, moules à gâteaux, passoire, bouilloire, etc.
- Éviter de boire de l'eau provenant de bouteilles plastiques et surtout de les réutiliser. Si une bouteille d'eau est restée au soleil, ne la buvez pas. On trouve maintenant beaucoup d'alternatives aux bouteilles plastiques. Dans les pays européens, il est recommandé de consommer l'eau du robinet que l'on peut purifier avec des filtres ou du charbon et reminéraliser facilement.
- Ne pas conserver vos aliments gras dans des films plastiques (le gras absorbe les toxiques).
- Utiliser du verre, du silicone, de la porcelaine et de l'acier inoxydable.

- **Les phtalates**

Les phtalates sont un groupe de produits chimiques utilisés pour rendre le plastique plus flexible ou « durable ». Ils sont fortement soupçonnés d'altérer le système endocrinien et les hormones thyroïdiennes, et ils ont probablement un impact sur les hormones reproductrices. De nombreuses recherches sont en cours sur ce sujet. On les trouve dans :

- les objets pour les enfants, comme les jouets en plastique, les tétines, les anneaux dentaires et parfois les biberons ;
- les emballages alimentaires ;
- les imperméables et vestes de pluies, les rideaux de douche et les sols en vinyle ;
- les faux cuirs (sacs à main, blousons) ;
- la laque pour les cheveux, les shampooings et autres cosmétiques, notamment les vernis à ongles et les dissolvants ;
- les détergents ;
- les peintures ;
- les adhésifs et les lubrifiants.

- **Les parabens**

Le troisième groupe de xénoœstrogènes, le plus courant, est « le BPA de l'industrie de la beauté » : les parabens. Ils sont utilisés comme conservateurs et antimicrobiens dans l'industrie alimentaire, pharmaceutique et surtout cosmétique : maquillage, baumes à lèvres, shampoings, après-shampoings, gels douche, crèmes cosmétiques, produits de rasage, masques, gommages et crèmes solaires. On les reconnaît, dans la liste des composants, sous différents noms : methylparaben, éthylparaben, propylparaben, isobutylparaben, butylparaben et benzylparaben.

Ils sont absorbés par la peau, le système sanguin et le système digestif. On a retrouvé des parabens intacts dans des tumeurs retirées à des patients. Cela montre qu'ils pénètrent le corps, ne sont pas éliminés complètement et se stockent dans les tissus et les organes.

Comment réduire notre exposition à ces trois xénoœstrogènes ?

- Examiner la composition des produits. On en trouve de plus en plus sur le marché qui ne contiennent pas ces trois substances.
- Limiter l'usage du plastique.
- Éviter les pesticides chimiques lorsqu'on jardine et opter pour une alimentation biologique.
- Éviter l'utilisation de vernis à ongles et de dissolvant.
- Utiliser des produits de nettoyage, de lavage et de la lessive les plus « green » possible.
- Utiliser des dentifrices et du savon à composition simple et naturelle.
- Acheter des produits de soin et de maquillage sans parabens.
- Si vous avez des enfants, veiller à la composition des jouets, des tétines et autres objets qu'ils mettent à la bouche.

– Un dernier point capital est d'éviter les tampons et serviettes hygiéniques du commerce, tous blanchis au chlore et comportant divers composés chimiques. Aujourd'hui, nous pouvons nous procurer facilement : coupe menstruelle en silicone, serviettes lavables en tissu et culottes menstruelles qui seront nos meilleures alliées. Celles-ci préservent notre santé intime et sont en outre plus confortables.

Les métaux lourds menacent également notre santé, on en trouve dans nos anciens plombages dentaires, mais aussi dans l'alimentation, notamment dans les poissons de mer qui ont absorbé des métaux par la pollution. Certains dentistes sont aujourd'hui spécialisés dans le remplacement des plombages. Il existe aussi une algue, la chlorelle, à prendre en complément alimentaire, qui « pompe » les métaux lourds et aide à les éliminer. Pour savoir si notre corps en contient et en quelle quantité, il est possible de faire un test sur un cheveu en laboratoire.

3. Apprivoiser le stress et le diminuer

Le stress fait partie de notre quotidien et de notre société. On peut en différencier deux formes, le premier survient en réaction à un danger extérieur qui constitue une atteinte à notre intégrité physique et émotionnelle, le second est créé par notre rythme de vie et notre mental.

Le premier surgit en général de manière intense et inattendue et peut se prolonger dans le temps avec divers symptômes. Pour s'en remettre, il faut du temps, se reposer, laisser le corps et le mental intégrer ce qui s'est passé et consulter pour se faire aider.

En revanche, dans la seconde forme de stress, notre responsabilité est engagée, car il tient à la manière d'appréhender ce qui nous arrive, à nos pensées, à notre rythme de vie. Bien sûr, il est difficile de tout changer d'un seul coup, mais nous pouvons tenter de prendre du recul sur ce qui nous touche, nous pouvons apprendre à mieux respirer, commencer à méditer, parfois nous arrêter quelques secondes pour simplement ressentir nos émotions, les observer avec indulgence et sans jugement, puis continuer, un peu plus sereine. Nous pouvons aussi prendre le temps de revoir nos priorités, notre organisation, de mieux choisir notre entourage et la voie à suivre.

Trois paramètres indispensables

Être constamment en situation de stress amène le corps à se concentrer sur certains organes et à en négliger d'autres, tel que les systèmes reproducteur et digestif ; d'où l'importance de baisser son niveau de stress lorsqu'on souffre d'endométriose. Il faut essayer d'agir sur les sources de stress en faisant de nouveaux choix de vie, en approchant différemment les situations les plus toxiques ou en les éliminant lorsque c'est possible.

Il s'agit de créer de nouvelles habitudes qui vous conviennent. Respiration, méditation et yoga sont bien sûr les pratiques qui viennent à l'esprit. Elles sont précieuses, mais peuvent être difficiles à appliquer au quotidien, dans un premier temps, quand on ne sait pas comment faire ni vers qui se tourner pour apprendre ou encore quand on a des journées bien chargées.

Ces outils sont de plus en plus connus pour traiter le stress. De nombreuses vidéos et des applications sont disponibles sur Internet pour se lancer dans la pratique de la respiration, de la méditation et du yoga. Il existe également un grand nombre de livres sur le sujet.

La méditation

Les séances sont plus ou moins longues selon les pratiques. Si vous manquez de temps, vous pouvez commencer simplement, en planifiant un court moment de méditation s'appuyant sur la respiration, ce sera un bon début. Lancez-vous avec des méditations guidées de dix minutes, au coucher ou au réveil, que vous trouverez sur YouTube ou sur des applications de méditation à télécharger sur votre téléphone.

Personnellement, j'aime faire un *body scan* chaque matin avant de me lever. Il s'agit de visualiser des pieds à la tête chaque partie du corps et de se focaliser sur ce qu'on ressent :

- Est-ce qu'on sent quelque chose, une douleur, des sensations agréables ou désagréables ?
- Est-ce que telle partie du corps est chaude, froide, engourdie, a envie de bouger ?
- Imaginez ensuite une lumière blanche ou dorée qui parcourt votre corps et apporte la guérison.

Pour éviter le stress, mais aussi démarrer la journée sans être parasitée par des émotions et des influences extérieures, un super truc consiste à attendre environ une heure avant de regarder son téléphone. Commencez la journée en prenant soin de vous et en ne pensant qu'à vous, le monde extérieur arrivera dans votre quotidien bien assez vite.

Vous pouvez aussi faire quelque chose de très simple comme prendre vingt minutes dans la journée rien que pour vous et retrouver le calme du matin, sans téléphone. Pourquoi ne pas boire un thé avec une musique qui vous plaît, danser ou dessiner, lire un chapitre d'un nouveau roman ou simplement respirer ou visualiser la personne que vous avez envie d'être dans trois ans.

On appelle cela la pleine conscience, être pleinement présent dans le moment que l'on vit.

Profitez d'être là avec vous-même. Essayez de mettre de la conscience et de la présence dans vos actes du quotidien : cela signifie, par exemple, qu'au lieu de vous brosser les dents en regardant une vidéo ou en rangeant des objets dans la salle de bains, vous vous concentrez sur vos gestes, sur la façon dont vous tenez votre brosse, sur la sensation de la brosse sur les dents, sur le goût du dentifrice. Essayez de trouver d'autres actes du quotidien que vous pouvez faire en étant complètement présente à vos gestes. Si vos pensées s'évadent à nouveau ou si le réflexe de faire autre chose en même temps revient, ce n'est pas grave, quand vous vous en rendez compte, revenez sur votre sensation physique ou concentrez-vous sur votre environnement : est-ce qu'il fait chaud ou froid, quels sont les bruits autour de vous, toutes les petites astuces qui vous permettent de revenir ici et maintenant.

Voici un petit exercice à effectuer dès la fin de la lecture du paragraphe ci-dessous :

Posez le livre près de vous et fermez les yeux. D'abord, écoutez les sons qui parviennent à vos oreilles, simplement, sans les analyser, écoutez-les un petit moment. Puis prenez conscience des parties de votre corps qui touchent une surface, les fesses sur un coussin, sur le bois d'une chaise, sur un matelas, les pieds contre le sol ou sous les fesses, sentez le contact des mains là où vous les avez posées. Ensuite, demandez-vous si vous avez chaud ou froid, si la température est agréable. Sentez l'air passer dans vos narines quand vous inspirez et quand vous expirez. Pendant un instant, observez votre respiration sans la modifier, puis ouvrez les yeux et reprenez la lecture.

Félicitations ! Vous venez de vivre un moment de pleine conscience et vous avez réussi à méditer.

Le yoga

Le mot « yoga » signifie « union », l'union entre le corps, l'esprit et l'âme.

Aujourd'hui, il existe des dizaines de pratiques différentes de yoga. Le but initial a peut-être été un peu dénaturé, surtout lorsqu'on sait que les postures physiques représentent à peine 10 % de la pratique originelle et que c'est précisément cet aspect physique qui domine dans notre culture.

L'objectif du yoga « physique » est de donner accès à la méditation, de préparer le corps à rester immobile, longtemps dans la même position, de faire abstraction des sensations et de la souffrance physique pour avoir accès à quelque chose de plus grand, l'éveil.

Lorsqu'on pratique le yoga comme on le fait dans notre monde occidental, on peut toujours y parvenir en conscience. C'est à nous d'y amener cette pleine conscience et de le pratiquer dans le respect de notre corps, de notre rythme et de notre respiration pour en tirer l'un de ses nombreux bénéfices, la diminution du taux de cortisol et donc du stress.

Bien que certaines formes de yoga s'éloignent du but originel, à nous de le retrouver dans notre pratique. C'est cette forme-là que j'aime transmettre et pratiquer en laissant de côté le hatha yoga traditionnel pour un yoga plus intuitif, yin et personnel.

Le yoga permet de revenir à soi et à son corps, même dans son corps, entre autres merveilles. Si vous êtes dans un état de stress ou de surmenage avancé, je vous conseille d'arrêter la pratique d'un yoga yang, plus physique, et d'y amener de la douceur, d'essayer d'abord le yin yoga.

Le yin yoga est de plus en plus populaire. L'un de ses principes consiste à rester dans une même position, sans engager les muscles, pendant un temps prolongé, on agit ainsi sur les méridiens (circuits d'énergie) et on offre une meilleure circulation à l'énergie. Il donne aussi accès aux tissus et aux fascias qui stockent les émotions et stressent les ressentis. Le yin yoga est donc un bon moyen de libérer le stress.

Une autre manière de rencontrer et d'accueillir le stress est le yoga nidra.

C'est un yoga particulier qui se pratique allongé, sans mouvement. Le professeur guide la séance avec des visualisations en commençant pas un *body-scan*, puis avec d'autres mots choisis pour vous amener à vous détendre et à parvenir peu à peu à un état de relaxation si profond qu'il équivaut à un cycle de sommeil complet dans une séance de quarante-cinq minutes.

Prendre soin de ses reins et des glandes surrénales

Lorsqu'on est atteinte d'une maladie chronique telle que l'endométriose, il est essentiel de connaître le rôle des reins et des glandes surrénales. J'en ai découvert l'importance lors de mes formations de yin et de yoga thérapie en médecine chinoise.

Les reins et les glandes surrénales sont notre équipe de management du stress : en médecine chinoise, les reins sont décrits comme l'organe qui gère notre niveau d'énergie. Plus on est stressé, plus on est dans l'action, plus les reins se fatiguent, ce qui accentue encore la fatigue et le manque d'énergie. Les glandes surrénales, elles, jouent un rôle dans la gestion du stress, car elles sécrètent des hormones comme l'adrénaline qui permet de réagir vite si quelque chose nous menace : réagir par la fuite pour s'éloigner du danger, se préparer à une confrontation, se placer en état de dissociation pour se protéger, etc. Plus on vit de situations qui causent du stress, plus les glandes surrénales sont sollicitées et plus elles s'épuisent, mettant à terme notre corps en état de stress constant.

Si cette équipe de choc ne fonctionne pas bien et n'a pas assez d'énergie, cela aura un effet sur notre manière d'appréhender les situations stressantes et donc sur notre réaction physique et émotionnelle au stress. Un déséquilibre de ces fonctions peut se manifester par de la difficulté à se lever le matin, des cernes bleutés sous les yeux, une fatigue en fin de journée, entre 17 heures et 19 heures.

Comment soutenir cette équipe ?

Avec du repos, du cocooning, une alimentation riche et saine faite de plats chauds et nourrissants comme des soupes, des currys de légumes ou une potée de lentilles, du yoga nidra ou des postures de yin yoga qui vont agir de manière ciblée sur les reins et les méridiens qui leur sont liés. Essayez également de limiter les stimuli négatifs autour de vous, comme un environnement bruyant et désagréable, qui stresse l'organisme et le système nerveux à long terme.

Une autre astuce antistress consiste à éviter les écrans avant d'aller dormir étant donné que leur lumière peut perturber notre rythme circadien (rythme jour-nuit) et ainsi influencer notre système hormonal et nos glandes surrénales en plus de diminuer la qualité de notre sommeil.

Il faut du temps pour faire baisser son niveau de stress, mais c'est extrêmement important pour le corps, pour la vie intérieure et extérieure.

4. Mettre son corps en mouvement

Lorsque le ventre est douloureux et qu'on souffre de fatigue chronique, ce qui est souvent le cas avec l'endométriose, on n'a pas envie de bouger. On préfère se recroqueviller sur soi, ce qui, hélas, peut contribuer à la douleur. Avec le temps, avec les douleurs et les contractions, les muscles abdominaux peuvent se rétrécir et être en tension constante ce qui crée un cercle infernal dont il est difficile de sortir.

Une activité physique douce permet à l'énergie, au sang et à la lymphe de mieux circuler, à l'oxygène d'agir sur nos cellules, à nos tissus de se détendre. Lorsqu'on a des douleurs, que l'on manque d'énergie et que l'on n'a pas bougé depuis longtemps, il est capital de commencer doucement. Des mouvements doux permettent de percevoir là où des douleurs persistent, quels gestes les déclenchent. Cela vous aide à mieux vous connaître, à savoir sur quoi agir, puis, lorsque vous consultez, à expliquer au médecin ou au kinésithérapeute ce que vous ressentez.

Si vous avez été inactive depuis de longs mois, il est temps de vous remettre à bouger doucement, de faire circuler l'énergie, de détendre peu à peu les muscles, les fascias et les tissus.

À l'opposé, si vous êtes adepte de sports intenses, il faut lever le pied quelque temps, le temps nécessaire au système nerveux de s'apaiser et aux muscles de se détendre. Ici encore, le yin yoga offre un intérêt, tout comme la natation, le taï-chi et le qi gong. Vous pouvez aussi aller marcher, danser dans votre salon ou encore dérouler un tapis de yoga, vous asseoir, commencer à bouger doucement la nuque, le bassin, puis vous laisser guider par ce que votre corps a envie de faire, vous étirer par exemple. Que ce soit lors d'une pratique douce ou plus active, lors de cours ou de moments avec vous-même, l'essentiel est de retrouver le plaisir de sentir son corps.

Je vous recommande de vous faire accompagner si vous le pouvez ou si vous bénéficiez d'une prise en charge, afin de suivre un programme adéquat. Consulter un ostéopathe ou un kinésithérapeute permet de rectifier sa posture qui a, elle aussi, un impact sur les douleurs et les lésions et contribue parfois à contracter les muscles abdominaux souvent tendus à cause des douleurs. Quand vous consultez, expliquez toujours le but de votre démarche, car, pour certains, travailler sur les muscles et les organes féminins du petit bassin signifie renforcer le périnée. Or, ici, c'est tout l'inverse que l'on souhaite. On ne veut pas muscler, on cherche à détendre, à relaxer les muscles par des exercices ciblés qui doivent être doux et lents, aidés par la respiration. Il s'agit de relâcher le périnée, d'allonger les muscles abdominaux et d'ouvrir le bassin, tout en étant soutenue par des coussins, sans stress ni sollicitation excessive. Se détendre, créer de l'espace pour la circulation sans se crisper, sans tendre le corps, les fascias, les muscles et les tissus qui le sont déjà bien assez.

5. Soutenir son énergie

La médecine traditionnelle chinoise considère que nous naissons avec un stock d'énergie de base, comme la réserve de la jauge d'essence d'une voiture.

À cette réserve énergétique de base s'ajoute l'énergie que l'on puise à l'extérieur, par l'air que nous respirons, par ce que nous mangeons, par notre activité physique qui oxygène le corps, d'où l'importance de bien se nourrir, de bouger et de vivre dans des lieux les moins pollués possible ou, au moins, de pouvoir s'en échapper de temps en temps.

Ce ne sont pas les seules sources d'énergie, on peut en recevoir dans la nature, au contact de la terre, de l'eau et des arbres. S'enrichir de bonnes énergies, cela signifie également se nourrir de toute activité que l'on aime et qui fait du bien, choisir avec attention son entourage et ce qu'on laisse entrer dans sa vie, les mots, la douceur, les livres, les films et ce que l'on regarde à la télévision.

L'énergie, le Qi selon la médecine chinoise, vient se stocker dans les reins. Il est donc important de suivre ce conseil de grand-mère « couvre-toi les reins », de choisir des aliments chauds et nourrissants, et de bien s'hydrater pour les régénérer.

Le sommeil

Pour être en bonne santé, nous avons besoin d'un bon sommeil. Il constitue l'un de nos besoins primaires avec celui de s'alimenter, d'éliminer et de bouger. Notre corps a besoin de repos en quantité importante pour pouvoir fonctionner au quotidien sur tous les plans physique, intellectuel, mental, émotionnel et énergétique.

Avec l'endométriose, lorsque les douleurs sont très présentes, les nuits peuvent être perturbées, plus courtes, provoquant une augmentation de la sensibilité et donc de nouvelles douleurs, ce qui crée un cercle vicieux. Il faut faire le maximum pour préserver un bon sommeil et privilégier des temps de repos suffisants. Si vous le pouvez, faites des siestes dans la journée pour reposer l'organisme de la fatigue qui s'installe à cause des douleurs et de la sollicitation du système nerveux.

Que mettre en place pour un sommeil de qualité ?

- Déterminer le nombre d'heures de sommeil dont vous avez besoin et essayer de se les accorder.
- Éviter de manger des aliments trop lourds et de consommer des excitants le soir.
- Boire des tisanes aux propriétés calmantes (verveine, tilleul, camomille, lavande, fleur d'oranger).
- Prendre un bain aux sels d'Epsom (vendus en pharmacie, parapharmacie ou magasins bio).
- Se coucher de préférence avant 22 heures.
- Éviter le téléphone et les écrans dans l'heure qui précède le coucher et au réveil.
- Éviter les prises de courant, les installations électroniques, les bornes wifi, etc. à proximité de la tête de lit.
- Déposer une goutte d'huile essentielle de lavandin ou d'eau de fleur d'oranger sur les oreillers.
- Créer une atmosphère douce qui favorise le repos.
- Selon le feng shui, une science chinoise qui enseigne l'impact de l'aménagement intérieur sur notre santé et dans notre vie, il ne faut pas placer son lit face à la porte, mais pour se sentir en sécurité, il faut néanmoins voir la porte de son lit ; pas de poutres au-dessus du lit qui provoquent un poids énergétique à différents endroits du corps ni de miroir dans la chambre.

- Aérer sa chambre quotidiennement, faire le ménage, secouer les draps, les changer régulièrement.
- Choisir un bon partenaire de vie pour accompagner ses nuits !

Et pour commencer la journée sans stress, procurez-vous un simulateur d'aube pour un réveil en douceur avec une lumière progressive. Certains d'entre eux diffusent aussi une musique douce.

6. Bien connaître son cycle

Connaître son cycle, c'est avant tout savoir ce qui se passe dans le corps au niveau hormonal, au niveau des ovaires et de l'utérus et comprendre comment le corps réagit jour après jour. C'est aussi voir ce qui perturbe le cycle et le bien-être général, ce qui améliore le confort des règles et ce qui favorise la fertilité. Mieux se connaître, c'est aussi mieux déceler les signes que le corps envoie. C'est précieux, tout spécialement lorsqu'on souffre d'une maladie qui atteint les femmes de manière différente et personnelle.

Les phases physiologiques du cycle

Le cycle menstruel se met en place, dans la vie d'une jeune fille, avec les premières règles, qui surviennent entre 10 et 16 ans. Il met environ six ans avant d'être à peu près régulier et d'avoir un rythme prévisible. Il se répète en continu de l'adolescence à la ménopause entre 45 et 55 ans. Il ne s'interrompt pas de façon brusque. Parfois, il ralentit, parfois, il s'accélère pendant 2 à 3 ans avant de s'arrêter.

Chaque cycle dure de 21 à 40 jours avec une moyenne de 28 jours équivalente au cycle de la lune. La durée d'un cycle peut varier légèrement en raison de l'alimentation, du mode de vie, du stress, du décalage horaire, d'un choc, d'une grippe, etc.

La première semaine du cycle : les règles

Le début de chaque cycle est déterminé par le premier jour de saignement. On perd de 10 à 100 ml sur une période variant de 1 à 8 jours, la moyenne commune étant de 3 à 5 jours. Le sang provient de l'endomètre, le tissu qui vient chaque mois tapisser l'utérus pour accueillir un éventuel ovule fécondé. Quand il n'y a pas de fécondation, l'endomètre se dissout et s'écoule à travers le vagin. Ce sang, normalement bien rouge et assez fluide, est supposé nettoyer l'utérus et le vagin.

Pendant les règles, des crampes peuvent survenir. Elles sont de deux types :

- des spasmes de l'utérus (ou contractions), provoqués par les prostaglandines impliquées dans la tension musculaire. Ils peuvent être atténués par la consommation d'aliments qui contiennent des prostaglandines favorables à la relaxation musculaire, comme l'acide linoléique présent dans le poisson et les légumes, et en évitant les aliments qui contiennent des prostaglandines qui activent la tension des muscles, présents dans la viande rouge, les fritures et le sucre. Sachez que les anti-inflammatoires non stéroïdiens (AINS) bloquent toutes les prostaglandines : quand vous en prenez, vous stoppez l'effet des hormones relaxantes naturelles.

- les congestions, causées par la rétention de fluides, d'eau et de sel. On peut les minimiser en évitant les levures, les produits laitiers, le sucre raffiné, l'alcool et la caféine.

La deuxième semaine du cycle : phase préovulatoire et ovulation

Au cours de la semaine qui suit les règles, l'utérus produit des sécrétions gluantes, blanches, laiteuses ou liquides selon les jours, qu'on nomme aussi « pertes vaginales ». Ces sécrétions augmentent en même temps que le taux d'œstrogènes. Juste avant l'ovulation, elles deviennent collantes, un peu comme du blanc d'œuf qu'on peut étendre entre les doigts. Elles servent à faciliter le déplacement des spermatozoïdes vers l'utérus et les trompes afin d'optimiser les chances de fécondation. De petites douleurs peuvent être ressenties durant l'ovulation, un pincement à l'ovaire et parfois même un petit saignement peut se produire. Pendant cette phase, grâce à l'action des œstrogènes, l'endomètre qui tapisse l'utérus s'épaissit pour accueillir un éventuel ovule fécondé. S'il n'est pas fécondé, l'ovule a une durée de vie de 24 heures environ et les spermatozoïdes de 3 à 7 jours.

La température augmente en général juste après l'ovulation et reste assez haute jusqu'à quelques jours avant les prochaines règles en raison de l'augmentation de la progestérone. Si une grossesse se met en route, la température ne chute pas, car la progestérone reste stable.

Pour info, nous naissons avec 450 000 ovules environ dans les ovaires, qui constituent, en langage médical, la réserve ovarienne. Au cours de toute notre vie de femme, nous libérerons environ 400 ovules.

La troisième semaine : phase lutéale ou postovulatoire

Cette phase est d'une durée constante de 14 jours après l'ovulation, alors que la durée de la phase préovulatoire peut varier en fonction des hormones. Les sécrétions changent et deviennent plus épaisses, plus collantes, plus acides, formant une barrière pour empêcher le sperme d'aller plus loin.

Après que l'ovule ait été libéré, le follicule se transforme en « corps jaune » et produit de la progestérone qui prépare le corps à une éventuelle grossesse. Le pic de progestérone arrive en général au jour 21 du cycle.

L'utérus devient plus fort et spongieux sous l'effet de la progestérone.

La quatrième semaine : phase où les symptômes prémenstruels peuvent apparaître

Il y a deux types de syndromes prémenstruels, ceux qui touchent notre état émotionnel et mental et ceux qui se manifestent physiquement :

- Les premiers sont liés au déséquilibre entre œstrogènes et progestérone et génèrent de l'anxiété, une irritabilité, des sautes d'humeur, normalement apaisées quand les saignements arrivent. Si les œstrogènes dominent, l'anxiété est plus présente, si la progestérone domine, les symptômes dépressifs seront plus marqués.
- Les symptômes physiques peuvent être des fringales de sucre, de la fatigue, des maux de tête dus à une réponse plus importante à l'insuline liée à l'augmentation des taux d'hormones avant les règles. Des symptômes d'hypoglycémie peuvent aussi être observés. Il est essentiel

de privilégier une alimentation saine et régulière. Dans ces périodes, prenez des repas et des collations en plus petites quantités, mais plus fréquents pour maintenir le taux glycémique dans la norme, éviter les chutes brutales et les apports trop importants.

Les phases psychiques du cycle

Selon la théorie de Miranda Gray[7], auteure américaine spécialiste du féminin, notre cycle se divise en phases qui exercent non seulement une influence sur le corps et l'humeur, mais également sur l'énergie, la motivation, la sociabilité, la productivité, la créativité et les relations amoureuses.

Lors de ces quatre phases, nos énergies se modifient et nous transforment de telle sorte que parfois nous nous sentons femmes alors qu'à d'autres moments nous revenons à des sensations de jeune fille, parfois, nous sommes pleines d'entrain et de joie de vivre, parfois, nous sommes envahies par des idées noires et nous éprouvons de la colère contre la terre entière. Nous vivons toutes ces fluctuations de façon plus ou moins intense et souvent sans bien comprendre.

La connaissance des phases de notre cycle, mais plus encore de notre propre fonctionnement est une étape nécessaire pour mieux vivre ces périodes, atténuer les douleurs, mais aussi honorer ce qui fait de nous des femmes complètes et cycliques et toute la magie qui est liée à cette nature. Honorer ses cycles, les connaître, les observer, les

7. *Lune rouge. Les forces du cycle féminin*, e-book, Macro éditions, coll. Le Jardin d'Ève, 2017.

accepter est un chemin qui conduit à une connaissance profonde de soi, c'est donc un chemin de développement personnel et de spiritualité.

La première semaine : phase de la sorcière ou phase de mort et de renaissance

C'est une période où l'on passe souvent sa vie à la loupe, on se demande où on en est et où on aimerait vraiment être. On pense à nos actions passées, à ce que l'on aimerait changer. Le sang qui s'écoule symbolise les croyances et les comportements que nous évacuons parce qu'ils ne nous servent plus pour faire place au neuf et à ce qu'on désire.

Pendant les règles, « je me sens tranquille, j'intériorise », « je n'ai pas envie d'être dérangée ». C'est un moment où l'on intériorise beaucoup, on se recentre sur soi, on se désintéresse des autres et du monde extérieur. On souhaite peut-être se retrouver seule, sans bruit ni agitation. Quand ce n'est pas possible, il arrive qu'on crée des situations de conflit ou des rendez-vous manqués afin d'éloigner les autres et de pouvoir finalement vivre cette solitude.

C'est une période où l'on est particulièrement intuitive et sensible, où les rêves peuvent avoir des symboliques fortes, où la méditation aide à y voir clair en faisant surgir des « visions » utiles à ce que l'on souhaite pour l'avenir. C'est le moment de poser des intentions, de planter des graines pour le cycle à venir tout comme on peut le faire à la montée de la nouvelle lune. « Qu'est ce que j'ai envie de voir grandir avec ce cycle ? »

La fin des saignements est un peu comme la fin de l'hiver et le début du printemps. Juste après les règles, « je me sens douce, un peu vulnérable », « j'ai envie de remettre doucement mon nez dehors, je ressens un élan de vitalité pour le monde qui m'entoure ».

Les mots clés sont alors : potentiel, renaissance, nouveau départ, nouveau cycle.

La deuxième semaine : phase préovulatoire et ovulation ou phase de création

C'est une phase à haut potentiel de créativité, par sa nature liée à l'ovulation et donc à la possibilité de créer la vie, mais également au niveau énergétique. L'énergie physique, sexuelle et créative augmente jusqu'à un pic, au moment de l'ovulation. Certaines d'entre nous savent que le moment de l'ovulation est là tellement le désir sexuel devient puissant.

C'est une période où naissent des idées, où les projets vont vite et où l'on crée de façon moins mentale. La conscience de soi et des autres est plus développée et légère. « Je me sens joyeuse, excitée et pleine d'énergie, je peux faire ce que je veux, tout est possible. » C'est l'énergie de l'été.

La troisième semaine : phase lutéale, postovulatoire ou phase de calme, parfois de doute

Au cours de cette phase qui commence avec une envie de faire du lien, de préparer son nid, de rencontrer et d'être là pour l'autre, on développe nos qualités d'écoute et d'empathie.

Juste après l'ovulation, s'il n'y a pas de grossesse, nous vivons une chute des hormones. Il s'agit de recommencer un cycle, de repartir pour un tour et cela peut être vécu douloureusement, sur le plan mental et émotionnel, surtout si nous avons un désir de grossesse : inconsciemment, l'absence de fécondation est parfois ressentie comme un échec et une perte avec un effet négatif sur les projets qui semblaient si évidents quelques jours auparavant. Mais elle peut être aussi vécue de manière positive, avec un sentiment de fierté qui se projette sur l'avancement de nos projets.

Peu à peu, des sentiments divers refont surface : « j'ai perdu ma chance », « je me sens inutile », ou bien « waouh, regardez tout ce que j'ai accompli, maintenant, je peux me reposer. »

C'est le moment où l'on a besoin de se débarrasser d'objets, de mettre fin à des relations qui ne nous conviennent plus, en clair, de faire de la place, avec une envie de changement.

Les situations et les comportements qui ne fonctionnent plus pour nous peuvent refaire leur apparition. Cela nous perturbe ou nous soulage selon la façon dont on les a vécus ou ignorés par le passé. Ils reviennent à notre attention afin que l'on puisse les observer, les accepter et s'y accrocher, puis les laisser s'en aller et les ignorer.

Les sensations éprouvées peuvent être : « tout me semble si compliqué », « quoique je fasse, rien ne marche », « retour à la case départ ». C'est comme dans ces films (par exemple *Un Jour sans fin* de Harold Ramis) où l'acteur principal revit plusieurs fois la même journée jusqu'à ce qu'il comprenne ce qui l'empêche d'aller plus loin.

C'est l'énergie de l'automne !

La quatrième semaine : phase prémenstruelle ou phase de clarté

Les événements, les expériences et les émotions vécus pendant cette phase peuvent être identifiés comme des « apports » ou des « indicateurs ». Divers sentiments apparaissent, la satisfaction du chemin effectué ou un ras-le-bol, la sensation d'être prête à lâcher-prise et à tout accepter ou la frustration et l'ennui.

On commence à se désintéresser un peu de la vie des autres et à être moins présente émotionnellement pour eux. La période d'introspection commence avec parfois un sentiment d'irritabilité lorsque tout ne va pas comme on le souhaite (dans le sens où les autres empiètent sur notre liberté et que l'on devient plus intolérante, quand ils sont en retard, quand ils s'épanchent un peu trop sur des problèmes déjà évoqués ou si des rendez-vous sont déplacés à des moments qui nous conviennent moins, etc.).

Notre puissance féminine interne est forte, notre sexualité devient plus égoïste, mais aussi plus profonde, on recherche quelque chose de plus fort, de plus puissant, de plus révélateur. On se confronte encore une fois à ses ombres et à ses lumières. C'est comme si l'on devait se retrouver, comprendre notre contour (qui est cette femme au fond ?) afin de savoir ce que l'on garde et ce qu'on lâche pour être encore plus entière.

Dans cette phase, on peut avoir de petites révélations sur notre fonctionnement « O.K., je comprends mieux maintenant » et c'est l'occasion d'observer ce qui revient et dont on ne veut plus afin de ne pas le rembarquer dans le cycle suivant. Souvent, nos « problèmes », nos « petits travers », « nos peurs », « nos colères » et les situations qui nous apportent des émotions dites « négatives » se représenteront de manière plus marquée avant d'être acceptés.

Si l'on parvient alors à identifier ce qui ne nous sert plus et si l'on est prête à le laisser partir avec les règles, alors l'énergie de notre cycle a été utile et, de manière assez magique, les cycles suivants s'adouciront encore et encore.

7. Connaître ses émotions

L'endométriose, tout comme notre cycle, nous conduit sur le chemin des émotions : la joie, l'amour, la peur, la colère, la honte, la tristesse, ce panel d'états d'âme, de sensations qui envahit notre vie selon les situations. On peut les ressentir physiquement lorsqu'elles sont fortes : le cœur qui bat plus vite, une chaleur qui monte du ventre jusqu'aux joues, des tremblements, des larmes, la gorge qui se serre... Ces symptômes sont la preuve que les émotions ont un impact sur le corps et qu'elles peuvent modifier ou déséquilibrer pour un temps son fonctionnement.

Comment les vivons-nous, comment les exprimons-nous, comment les rencontrons-nous ?

Les émotions sont à découvrir, à décoder, à explorer. Elles peuvent nous envahir, nous faire peur, nous apporter de magnifiques choses, ou au contraire s'inscrire dans le corps, stagner et parfois créer des maladies. Sur le chemin de leur découverte, à la rencontre de nous-mêmes, je vous livre ma recette magique.

ÉCOUTE – OBSERVATION – RESPIRATION – ACCUEIL – ACCEPTATION

Il est donc nécessaire, quand on sent une émotion monter, de ne pas réagir, d'écouter ce qui se passe, d'observer ce qui émerge, de respirer en conscience pour ne pas laisser le mental s'enflammer. Il faut l'accueillir, car elle est là, elle existe, elle a été déclenchée par un événement, une personne, une musique, un paysage, un mot. Elle surgit, tel un indicateur de notre état à ce moment du chemin. On la regarde, on l'accepte, elle peut s'en aller, jusqu'à une prochaine fois.

Selon certains chercheurs, une émotion brute dure 20 secondes, la suite, c'est notre mental qui prend le relais et l'alimente. Alors, si on applique cette recette magique – écoute, observation, respiration, accueil et acceptation – tout cela dans un délai court, on peut prendre le pas sur notre mental et éviter de ressasser les situations, ce qui ravive les émotions et les signes physiques qui leur sont liés.

Exprimer ses émotions, puis les laisser s'en aller, cela s'apprend. Savoir les identifier, prendre du recul quand elles nous envahissent est essentiel. Parfois, on n'y parvient pas et elles sortent de façon brute, au détriment du conjoint, de la famille, des amis, des collègues ou même d'un inconnu. C'est ce qui se produit quand les émotions des autres nous arrivent sans que l'on ait rien demandé. Ce sont des réactions normales et humaines.

Avec un peu d'entraînement et de recul, on peut apprendre à communiquer différemment avec les autres, afin de vivre les émotions de manière plus sereine et surtout d'exprimer nos attentes sans blesser l'autre, dans un respect mutuel.

Il est nécessaire de dire ce qui ne va pas, de confier ses peurs, d'exprimer ses ressentiments pour ne pas laisser les émotions s'enkyster.

Il est essentiel de mieux vous connaître, de savoir qui vous êtes, de vous aimer et de vous respecter vous-même, d'être responsable de vos actions, de vos gestes, de vos mots, de vos choix. Il sera ensuite plus facile de poser vos limites vis-à-vis des autres. Exprimer vos attentes et vos besoins sera alors plus facile, car tout sera clair !

Parlez aussi aux autres de la maladie qui vous handicape et envahit votre vie, confiez vos craintes, les douleurs et les émotions qu'elle suscite, exprimez vos souhaits. Dites à l'autre ce qu'il pourrait faire ou éviter de faire.

Utilisez la communication non violente, commencez vos phrases par « je » : « je me sens... », « Je trouve difficile... », « j'aurais aimé... ». Voici trois exemples pour comprendre la façon de modifier votre langage :

> « J'aurais aimé ne pas être seule, ce soir, et passer du temps avec toi », plutôt que « tu n'es jamais là quand j'en ai besoin ».
>
> « Je me sens triste de ne pas pouvoir venir ce week-end avec vous, la prochaine fois, pourrait-on planifier la date en tenant compte de mon état de santé ? » plutôt que « vous faites toujours des plans quand j'ai mes règles et que je suis trop mal pour en profiter ».
>
> « Je trouve difficile de m'exprimer quand je ne te sens pas totalement présente et que tu fais autre chose en même temps », plutôt que « tu ne m'écoutes pas, tu fais toujours autre chose quand je te parle ».

Vous l'avez compris, c'est une manière différente de communiquer, mais qui va changer votre vie, améliorer vos relations et, par la suite, apaiser naturellement vos émotions.

L'endométriose quand on est en couple

Cette maladie est exclusivement féminine, l'homme ne connaît pas ces douleurs, c'est même un monde inconnu pour lui. Expliquez-lui, rendez-le curieux, impliquez-le dans votre vie même si elle est compliquée.

Pour l'impliquer, il faut avant tout communiquer, en parler de préférence quand vous n'êtes pas en crise, lui raconter comment vous vivez cette maladie et ce qu'elle implique pour vous, physiquement et émotionnellement. Proposez-lui de vous accompagner aux rendez-vous médicaux.

Demandez-lui de l'aide quand vous en avez besoin et si vous pensez qu'il peut faire quelque chose. Sollicitez-le, par exemple, afin qu'il vous explique ce que vous n'avez pas bien compris dans un article un peu technique au sujet de la maladie, demandez-lui de vous aider à comparer deux traitements, etc. Trouvez des manières de l'impliquer, les hommes n'aiment pas rester impuissant devant les situations, ils aiment chercher des solutions, à nous d'utiliser leurs capacités et tout le monde sera gagnant.

Proposez-lui de se rendre seul à un rendez-vous chez votre médecin afin qu'il puisse poser toutes les questions qu'il souhaite sans être gêné par votre présence.

Si la communication entre vous est difficile, faites vous aider ensemble par un thérapeute afin de mieux gérer cette épreuve.

Rassurez votre conjoint sur le fait que vous avez envie d'aller mieux et de trouver des solutions.

Ne faites pas de supposition sur ce qu'il pense ou ressent, demandez-le-lui, on projette sur l'autre et on imagine parfois des sentiments qui n'existent pas.

Expliquez vos douleurs, montrez l'endroit où vous avez mal, essayez de décrire au mieux. Pour moi, c'était « tu vois les crampes que tu ressens quand tu as une énorme gastro, que tout ton ventre se tord et que tu dois courir aux toilettes, et bien, c'est pareil ».

Ne présumez jamais qu'il sait ou devine quand et où vous avez mal.

Et dites-lui aussi chaque fois que vous allez mieux. Racontez-lui vos découvertes sur ce chemin vers un état de mieux-être.

Essayez les solutions qu'il vous propose, même si elles vous semblent incongrues. Qui sait, elles peuvent vous surprendre et même si ce n'est pas le cas, il sera heureux de voir qu'il peut faire quelque chose pour vous et que vous le prenez en considération.

Pourquoi mon conjoint n'est-il pas très présent quand je souffre ?

On demande aux hommes, de manière inconsciente et depuis toujours, de protéger les femmes et les plus faibles, d'apporter des solutions concrètes. Alors, quand ils sont impuissants devant une situation, ils ont tendance à s'effacer, à se taire, car ils se sentent démunis de ne pouvoir remplir leur mission.

Ce n'est pas du désintérêt pour vous, mais un sentiment d'impuissance. Votre partenaire fait le mieux possible, ne lui reprochez rien, car, honnêtement, que peut-il faire quand vous êtes pliée en deux de douleur ? Dites-lui simplement que ça vous fait du bien de savoir qu'il est là, près de vous.

Si vous savez que quelque chose vous fait du bien, demandez-le-lui. Et remerciez-le, une fois la crise passée, si vous avez aimé qu'il vous prépare une bonne tisane fumante et qu'il la pose sur la table de nuit pendant que vous étiez recroquevillée de douleur.

8. Connaître ses blessures

Nous portons toutes des blessures, des traces d'anciens traumatismes. Nous pouvons avoir subi antérieurement des moqueries, un rejet, des menaces, des coups, un abandon, un abus, un inceste ou un viol. Il y a des blessures plus graves que d'autres, mais chacune d'elles reste inscrite dans le corps et toutes méritent d'être pansées et prises en compte. Par les émotions qu'elles suscitent encore, elles ont un impact sur notre santé physique et mentale, et peuvent générer des maladies telles que l'endométriose, mais aussi en augmenter les symptômes, le corps criant cette douleur afin que l'on s'y penche et qu'on en prenne soin.

Le corps et l'utérus gardent une mémoire de tous les stress physiques et émotionnels. Ceux-ci se cristallisent dans nos tissus lorsqu'ils ne sont pas conscients ni exprimés. Il est parfois nécessaire de se faire accompagner par un professionnel, surtout si vous avez subi des traumatismes pendant l'enfance, afin d'être aidée pour déceler les blessures, comprendre ce qu'elles ont provoqué et les soigner. Mon expérience professionnelle en ce domaine m'a fait découvrir un paramètre essentiel : parler du trauma, raconter son histoire en détail, c'est la revivre ! Et la revivre en paroles, c'est aussi la faire revivre à son corps. D'où l'importance de travailler aussi sur nos besoins actuels, sur nos réactions quotidiennes, souvent liées à ces traumas. Demandez à votre thérapeute, ou à la personne qui va vous accompagner sur ce chemin, comment elle compte procéder, car il est capital d'avancer avec justesse.

Il y a trois manières de réagir aux traumas et aux blessures, et on peut passer de l'une à l'autre.

1. La blessure est encore très présente, on risque alors de s'identifier à la victime que l'on a été. En endossant ce rôle, on attire souvent autour de soi des sauveurs et/ou persécuteurs.
2. Si l'on est coupée de la douleur associée à la blessure (tendance à la dissociation, une technique imparable de la psyché pour ne plus ressentir et donc ne plus subir), on va alors s'occuper de la douleur des autres et enfiler une cape de sauveuse. On attirera et on rencontrera souvent des victimes, mais aussi des persécuteurs.
3. Si l'on ne veut rien savoir de sa douleur ni de celle des autres, on va vers la force et l'occultation de ce qui a été vécu, on aura tendance à devenir persécuteur, à secouer les autres, à nier leurs souffrances, à ne pas les écouter, parfois même à les blesser.

Les blessures peuvent être très graves ou infimes, mais elles ont toutes un impact sur la vie, elles ont donc besoin d'être reconnues, entendues, soignées pour aller de l'avant.

En parallèle d'un travail intime sur soi, que faire pour ne pas aggraver la situation ?

Être attentive à ne pas ajouter de traumas à ceux qui existent déjà.

Être à l'écoute de son corps, de ses sensations, de ses émotions et, c'est capital, de son intuition.

Ne pas raconter un traumatisme sans cesse et dans le détail pour éviter de revivre physiquement et mentalement les émotions qui lui sont liées.

Choisir un thérapeute ou un accompagnant spécialisé qui a connaissance de ce point fondamental et va vous aider à entendre ce que la blessure (et non l'événement qui l'a provoquée) a à vous dire pour qu'elle puisse être « digérée ».

Être consciente des trois rôles de sauveur, de persécuteur et de victime afin de percevoir quand on joue l'un deux ou si on rencontre souvent des gens qui ont ce type de profils.

Être attentive au choix de son partenaire et à la qualité de ses rapports sexuels. Au cours de ces rapports, un échange d'énergie est transmis de l'un à l'autre et des questions se posent : quelle énergie ai-je envie d'accepter ? Quelle énergie me fait du bien et quelle énergie me stresse ou me crispe ?

Les rapports sexuels ne sont pas seulement un acte physique et mécanique, mais aussi un échange de fluides (glaire cervicale, sperme, salive) tout comme un échange d'émotions qui impacte nos hormones et provoque excitation, relaxation, attachement, joie ou malaise et peur.

En tant que femmes, nous recevons l'autre – il s'introduit en nous – et avec lui, nous recevons ses émotions, ses blessures et son énergie. Après l'acte physique, nous pouvons nous sentir liées, pour un temps plus ou moins long, à l'homme avec qui nous avons eu une relation sexuelle. Nous pouvons ressentir des émotions fortes, un léger spleen, avoir les larmes aux yeux sans trop savoir pourquoi. Et si, en partie, tout cela venait de l'autre, de ce qu'il a déposé en nous, l'espace de cet échange ?

Que tente de révéler votre corps ? Qu'exprime-t-il ? Quels malaises ? Il vous parle de la relation que vous avez avec vous-même, avec les autres, avec votre environnement extérieur, avec votre monde intérieur. Il emmagasine toutes les mémoires, celles de notre vie, celles de nos aïeux et peut-être même de plus anciennes. Écouter ses blessures est une première étape vers la guérison.

9. Connaître son histoire

La maladie peut avoir un lien avec notre histoire familiale. En effet, scientifiquement, nous existons déjà en tant qu'ovule dans le corps de notre grand-mère lors de la conception de notre mère, ce qui signifie que nous sommes au contact d'émotions et de mémoires cellulaires qui ne sont pas les nôtres.

Cela peut sembler fou, et pourtant... Lorsque l'embryon féminin se forme, les ovules futurs sont déjà tous présents, ce qui veut dire que lorsque notre grand-mère était enceinte de notre mère, l'ovule qui a été à l'origine de notre conception était déjà là, déjà baigné dans l'atmosphère familiale et dans le flux de ses émotions. Cette mémoire cellulaire est inscrite en nous et elle a donc un impact sur celle que nous sommes aujourd'hui.

Toutes les femmes portent la mémoire de leurs aïeules, de leurs souffrances, de leurs blessures, de leur soumission, de leur humiliation, de leurs peurs, leurs colères, leur honte, etc. Cela s'appelle la transmission familiale ou le lien transgénérationnel. Les traumatismes, histoires, blessures et fonctionnements de notre famille et de nos ancêtres peuvent nous impacter au point de créer des maladies. Il se peut que nous portions les blessures des générations précédentes et donc une douleur qui ne nous appartient pas complètement. Cela peut-être une histoire d'abus, d'inceste, de rejet, de maternité précoce et non désirée.

Tant d'émotions conscientes ou inconscientes circulent, tant de questions à explorer !

- Quelle est l'histoire du ventre de notre grand-mère ? Quelles mémoires avait-elle en elle ?
- Quelle est l'histoire du ventre de notre mère ? Était-il hostile ou accueillant ? Que portait-il en mémoire au moment de notre création ? Quels étaient les pensées, les émotions, l'état physique de notre mère à ce moment-là ?
- Dans quel environnement avez-vous été élevée, quelles étaient les croyances, les peurs, l'histoire familiale, les secrets, les colères, les obligations ?

Ces questions permettent d'imaginer l'étendue de ce qu'on porte en soi, qui ne nous appartient pas, et de percevoir à quel point il est important de le prendre en compte. Rechercher cette mémoire permet de se débarrasser de ce fardeau, d'alléger nos symptômes. C'est important pour nous autant que pour celles et ceux qui nous ont précédés dans notre lignée familiale tout comme ce le sera pour nos descendants.

Parfois, nous perpétuons des faits, des gestes et des pensées des femmes de notre famille, parfois, nous cherchons coûte que coûte à nous en éloigner pour ne pas leur ressembler. Dans les deux cas, qu'elle soit consciente ou inconsciente, cette attitude induit une souffrance.

Les secrets, les blessures oubliées et les émotions contenues du passé se transmettent de génération en génération et sont inscrits dans nos cellules. C'est pourquoi il est essentiel de chercher les racines de notre fonctionnement et de mettre à jour les répétitions qui s'imposent à nous.

Lorsqu'on est atteinte d'une maladie comme l'endométriose qui touche les organes reproducteurs, on peut chercher des liens avec nos lignées féminines, voir s'il n'existe pas d'anciennes blessures autour de la maternité et de la féminité. Les adhérences de l'endomètre peuvent être constituées de souvenirs non exprimés. Le chemin vers l'équilibre et vers vous-même passe par une libération du passé – des émotions anciennes, des mémoires de femmes blessées ou de toute autre souffrance – afin de retrouver son propre pouvoir.

Comment faire pour rencontrer ses mémoires familiales ?

Il existe des thérapeutes en mémoire cellulaire, formés à ce type d'écoute pour vous accompagner dans vos recherches. Ce sont des psychologues, des énergéticiens ou des thérapeutes en médecine naturelle qui se sont formés sur le sujet des transmissions familiales. N'allez pas consulter au hasard. L'initiatrice de cette méthode se nomme Myriam Brousse. Sur son site, vous trouverez une liste de professionnels qui ont suivi sa formation.

Seule, on peut aussi, dans un premier temps, se pencher sur son arbre généalogique et sur les albums de famille, on peut échanger avec nos mères, nos tantes, nos grands-mères et toute autre personne susceptible d'apporter un éclairage sur notre histoire familiale.

10. Rencontrer sa féminité

Pour aller à la rencontre de sa féminité, la tradition chinoise est un premier guide, car elle aide à la définir par les concepts du yin et du yang, qui sont deux aspects opposés présents dans tout avec plus ou moins d'intensité.

- le yin, c'est le féminin, le froid, la nuit, l'intériorité, la Lune entre autres ;
- le yang, c'est le masculin, le chaud, le jour, l'action, le Soleil...

On peut parler du yin comme d'une énergie féminine et du yang comme d'une énergie masculine. Nous avons ces deux pôles en chacun de nous, mais en tant que femmes, nous sommes naturellement plus yin. La société est dirigée par des hommes, depuis bien longtemps et valorise le yang : l'activité, l'action, la productivité, la rapidité, et nous sommes toutes et tous embarqués dans cet élan. Il ne s'agit pas de privilégier l'un contre l'autre, mais de chercher un équilibre, qui est une voie vers la guérison. Ce n'est ni un plaidoyer féministe ni un rejet du masculin, juste un rappel de notre différence. En tant que femmes, nous devons accepter nos cycles, accepter d'être plus yin dans ces moments-là, il s'ensuivra une plus grande sensation de confort.

Féminin et féminité

Le « féminin » est un mot que l'on utilise à tout va : féminin sacré, revenir à son féminin, pouvoir féminin, énergie féminine, travail sur le féminin, explorer le féminin. Mais que signifie-t-il exactement ?

Dire que c'est ce qui nous différencie de l'homme est un piège. C'est bien une réalité physique, mais sur le plan de l'énergie, nous avons tous, les femmes comme les hommes, une énergie double, féminine et masculine.

Alors, le féminin réside peut-être dans la qualité du yin, cette énergie propre à la femme, selon la tradition chinoise, qui est faite de douceur, de sincérité, de vulnérabilité, de sensibilité, d'écoute, de lenteur, de compréhension, de compassion et d'intuition. Cette forme d'énergie même que beaucoup de femmes et d'hommes enfouissent, car elle leur semble faible en contrepoint du yang, et même dangereuse. Cette appréciation négative du yin peut nous pousser à réprimer l'énergie féminine et à tendre vers l'extrême masculin.

L'équilibre consiste à réconcilier ces deux parts de soi-même pour en faire des alliées et suppose de rester ancrée dans son féminin tout en préservant des qualités masculines (action, force, courage, indépendance…). Il s'agit de se rencontrer et d'explorer les qualités et les ombres de chaque pôle, car on ne peut être bien dans l'énergie masculine que si l'on a développé son féminin et réciproquement.

Le poids de l'histoire

Avant d'aller plus loin dans ces notions, faisons un tour dans l'histoire. Comment et pourquoi le modèle masculin a-t-il pris le pouvoir et comment notre société est-elle devenue si masculine, privilégiant et prônant le faire plutôt que l'être, la réalisation d'objectifs plutôt que les qualités humaines, la force plutôt que la douceur ?

Les femmes font peur. Leurs qualités inquiètent les hommes, car lorsqu'elles les exploitent et les incarnent totalement, elles sont puissantes, elles ont le pouvoir de porter la vie, elles sont connectées cycliquement aux éléments et, le plus important me semble-t-il, elles savent ! Avec une intuition infaillible, elles savent voir à travers les yeux de ceux qui les regardent, elles savent à distance quand quelque chose ne va pas, elles savent quand on leur ment, elles savent quand quelque chose va arriver.

C'est ce savoir qui fait peur. Pas à tous bien sûr, aux hommes et aux femmes qui sont déconnectés de leur féminin, aux hommes blessés surtout. Ce sont ces hommes-là, par le biais de l'Église, qui ont lancé la guerre au féminin sous la forme d'une chasse aux sorcières. Puis l'Église a amené une vision négative et culpabilisante de la sexualité féminine en réprimant les femmes et en les cantonnant à un rôle de service.

Par la connaissance du passé, par l'histoire de nos mères et du féminisme, nous savons qu'au jeu du masculin, nous sommes perdantes dans les rapports de force. Mais nous savons que notre force féminine est puissante et qu'elle est juste, bien qu'elle soit souvent invalidée, moquée et réprimée. C'est pourquoi, pendant de nombreuses années, les femmes se sont tues, puis elles ont fini par s'exprimer sur le modèle de l'homme, par la force, par la voix qui porte, par la justice, par mimétisme (pantalons, cigarettes, travail...). Cette lutte fait que nous sommes une génération libre. Nous pouvons savourer cette liberté et faire des choix, mais le plus précieux des cadeaux offerts par la génération précédente est celui d'être libre de revenir à nous-mêmes, d'explorer et de revendiquer les qualités féminines, d'en parler, d'autoriser les hommes que l'on rencontre, nos partenaires et nos garçons, à les explorer sans honte.

Il faut aussi revenir sur l'idée fréquente qu'être ancrée dans son féminin ou être femme, c'est être féminine. On peut être d'apparence très féminine et pourtant avoir un pôle masculin très fort. Réciproquement, une femme à l'allure masculine peut révéler une énergie très féminine. Attention aux apparences ! Nous ne réglons pas totalement notre rapport au féminin et à la féminité en portant du rouge à lèvres et des robes à fleurs.

Le poids de l'apparence

La féminité ne se réduit pas à l'apparence, aux vêtements, au maquillage ou à une attitude. Cela peut même être trompeur. Certes, ces attributs sont représentatifs d'une femme bien dans son féminin, qui aime le montrer, se sentir féminine et belle, mais ils sont aussi des signes de soumission à un modèle social, qui utilise l'attitude féminine pour séduire et manipuler. C'est une facette que nous avons intégrée de la société masculine et de ses attentes. Cette adhésion au modèle que l'on attend de nous fait aussi partie de nos blessures, il y a là matière à se poser des questions :

- Est-ce qu'on est féminine en apparence pour se plaire ou pour plaire aux hommes ?
- Est-ce qu'on porte du maquillage ou tel vêtement pour se révéler ou se cacher ?
- Si l'on ne se maquille jamais, que l'on ne porte aucune attention à la manière dont on s'habille, est-ce par peur de séduire, par peur des hommes, par peur des autres femmes, parce que l'on ne s'aime pas ou parce que l'on a totalement lâché prise sur son apparence physique, et si oui, pourquoi ?

Ce sont des questions que j'aime poser et me poser, car les réponses varient selon les jours, selon le moment de notre cycle et les circonstances. Il est utile de les avoir à l'esprit pour mieux se connaître. Ces questions, notre manière d'être, notre apparence physique aux yeux des autres sont des pistes intéressantes pour faire le lien avec certaines de nos blessures.

Un manque de féminité peut servir à se protéger du regard des hommes que l'on perçoit comme dangereux, ou s'apparenter à un refus de vouloir être jolie par peur d'être rejetée par les autres femmes. Au contraire, on peut chercher à paraître très féminine par désir de plaire aux hommes, d'être aimée.

Ces attitudes sont claires, inconscientes ou un peu floues, mais une chose est certaine, nier sa nature profonde crée une séparation entre l'âme et le corps et, à terme, peut provoquer des troubles physiologiques. Notre corps féminin est influencé par notre culture, ses attentes et l'énergie masculine si présente. Ainsi conditionné, il est tendu parce qu'il se bat contre ce qu'il est contraint de vivre, le stress, les horaires, les obligations, le non-respect de sa nature cyclique.

À cela s'ajoute un autre mal, le désir de plaire à tous, de satisfaire tout le monde. Pour atteindre cet objectif irréalisable et illusoire, nous sommes trop dans le faire et pas assez dans l'être ; nous sommes plus masculines que féminines et le corps, au bout d'un moment, ne parvient plus à suivre le modèle hyperactif.

On ne sait plus affirmer qui l'on est réellement, alors, on devient celle que les autres et la société nous demandent d'être. Nous essayons d'être parfaites, mais à quel prix et selon quel modèle, le féminin ou le masculin ?

Le prix à payer ? Lorsque l'énergie féminine n'en peut plus d'être étouffée, elle se manifeste autrement, notamment au niveau des organes reproducteurs féminins.

Alors, observons-nous, rencontrons nos émotions, écoutons nos intuitions, aimons, consolons, paressons, rêvons, puis vivons, laissons émerger notre créativité, écrivons, dessinons, cuisinons, chantons, dansons, ne nous soumettons plus aux modèles et ne nous cachons plus ! Et surtout, partageons avec les femmes et les hommes qui nous entourent notre belle et unique personnalité.

Comment amener plus de yin et de féminin dans sa vie ?

Nous avons déjà évoqué la pratique du yin yoga qui remplit parfaitement ce rôle. Au quotidien, il faut prendre le temps, s'écouter, intérioriser. Revenez à l'une des manières de gérer le stress : la pleine conscience (voir « La méditation », page 90), qui appelle la présence, le fait d'être là dans l'instant présent, pleinement, pour soi, mais aussi dans l'écoute de l'autre, afin de créer de meilleures relations, d'amener de la douceur dans ce monde. La pleine conscience, c'est aussi RALENTIR.

Cercles de femmes et retraites entre femmes

Il existe de plus en plus de cercles de femmes et de retraites pour qu'elles se retrouvent entre elles, chacune pouvant explorer le féminin, ses blessures, sa créativité et sa vulnérabilité. J'ai moi-même créé un cercle de femmes à Paris pour les femmes atteintes d'endométriose, qui a depuis été repris par mon amie Mélanie Charotte, et je suis heureuse de voir que d'autres cercles fleurissent ailleurs afin que les personnes touchées par cette maladie aient un espace pour se rencontrer et déposer leur histoire, leur peine, mais aussi leur espoir et leurs victoires.

La majorité des cercles de femmes fonctionnent de la même manière. Une ou plusieurs femmes vous accueillent et, en préambule, vous expliquent certaines « règles ». Tout le monde s'installe en rond, autour d'un centre constitué d'un mandala ou une sorte d'autel avec des cristaux, des oracles, des bougies, des fleurs et autres objets selon la créativité de votre hôte.

Un bâton de paroles, ou tout autre objet, est posé au centre et celle qui s'en saisit a droit à la parole pour un temps libre ou déterminé. Pendant ce temps de parole, tous les sujets peuvent être abordés, il peut y avoir des silences, des pleurs… Une fois les mots déposés, il est temps de reposer le bâton qui sera pris par une autre participante. Vous pouvez aussi prendre le bâton et ne rien dire, puis le reposer, simple signe que vous êtes là, mais n'arrivez pas à vous exprimer.

La parole est possible uniquement pour celle qui tient le bâton, les autres écoutent, activement, peuvent soutenir par le regard ou un sourire. Il est question ici de laisser s'exprimer, de ne pas interrompre, de ne pas donner de conseils, de ne pas partager dans l'immédiat son vécu qui résonne, mais simplement d'être là pour l'autre et de la laisser également « être ». La femme qui prend ensuite le bâton ne répond pas à la précédente, elle peut bien sûr rebondir sur le même sujet, mais selon son point de vue. La personne qui facilite le cercle y prend également part et peut partager ce dont elle a envie ou besoin ; c'est elle qui est garante du temps et qui clôturera le cercle.

Je vous invite à chercher si des cercles autour de l'endométriose existent dans votre région. S'il n'y en a pas, et si vous sentez cela dans vos cordes, je vous encourage à en créer un, vous pouvez bien sûr prendre contact avec moi ou avec Mélanie Charotte qui anime les cercles parisiens si vous souhaitez plus d'informations et d'assurance, nous vous accompagnerons avec joie.

Les retraites sont une autre expérience qui peut vous amener de manière puissante et rapide à vous reconnecter à vous-même et à votre féminin. Ce sont des séjours allant d'un week-end à une dizaine de jours, souvent dans de belles régions au cœur de la nature. Au cours de ces retraites, sont souvent proposés des cercles de femmes, du yoga, des temps de méditation, des ateliers pour découvrir un thème, des pratiques d'écriture, de créativité ou encore des exercices de développement personnel. Des moments libres permettent de se reposer, d'écrire ou de faire plus ample connaissance avec les autres participantes.

Ces séjours sont précieux, ils permettent de laisser apparaître votre vulnérabilité, de vous sentir écoutée et soutenue, de rencontrer d'autres femmes. Des liens forts se créent, car, dans cette bulle, on partage des moments hors du temps où l'on explore toutes les facettes de soi-même.

11. Un chemin vers la maternité

L'endométriose atteint les organes du système reproducteur et la fertilité et, pour moi ce n'est pas anodin de développer une maladie qui touche au plus profond de notre centre de création. C'est un sujet sensible et douloureux pour beaucoup d'entre nous. Un sujet intime, qui concerne le couple, mais aussi un sujet de société qu'il est important d'explorer.

Pour cela, vous pouvez vous poser les questions suivantes, observer si une réponse arrive tout de suite, observer quelles questions suscitent une émotion. Prenez un cahier et un stylo et écrivez vos réponses et vos pensées.

- Qu'est-ce que cette maladie vient nous dire en lien avec la maternité ?
- Quelles sont nos envies et nos peurs ?
- Comment imaginez-vous une vie de famille ?
- Êtes-vous prête à « lâcher » une certaine liberté pour un enfant ?
- Êtes-vous sûre à 100 % que votre partenaire est bien celui avec lequel vous souhaitez fonder une famille ?
- Êtes-vous en accord avec les valeurs que votre partenaire souhaite transmettre à vos futurs enfants ?
- Aimez-vous votre partenaire ?
- Êtes-vous prête à vous lancer dans un parcours de PMA ?
- Envisagez-vous d'être mère autrement que biologiquement ?
- Quelle vie souhaitez-vous pour votre futur enfant ?
- Quel lien imaginez-vous avec lui ?
- Quelle relation avez-vous avec votre mère ?
- Si vous avez déjà des enfants, qu'est-ce que leur naissance a provoqué, comment vivez-vous ce lien ?
- Si vous ne voulez pas d'enfant, quelles en sont les raisons ? Êtes-vous à l'aise avec ce choix ?
- Comment la société vous fait-elle vivre et ressentir cette non-maternité ?

J'ai envie de vous inciter à écrire, à dessiner, à peindre, à imaginer. J'ai envie de vous amener à créer, car il s'agit bien de création, de mettre au monde.

En plus de répondre à ces questions, je vous invite à écrire, à écrire des lettres afin de « lâcher » des émotions, à écrire des mémoires, des pardons, des promesses, des rêves, des obligations afin d'aller plus loin dans votre histoire, celle qui fait partie de la création de votre future famille.

Je vous propose ici des exemples de lettres que vous pouvez rédiger, laissez-vous inspirer, vous pouvez faire cet exercice en tout temps et dans toute autre situation :

- une lettre à votre utérus (ou à une autre partie de votre corps, à une trompe, à un ovaire, à votre cœur) ;
- une lettre de votre utérus, ou toute autre partie du corps, qui s'adresse à vous (oui, essayez, le résultat peut-être surprenant) ;
- une lettre à votre âme ;
- une lettre à votre petite fille intérieure ;
- une lettre à votre adolescente intérieure ;
- une lettre à la future femme que vous serez ;
- une lettre à la mère que vous souhaitez devenir ;
- une lettre à votre partenaire, quelles attentes avez-vous en tant que coparent ;
- une lettre à votre mère ;
- une lettre à toute autre personne importante dans votre histoire ;
- une lettre à votre futur enfant ;

- une lettre à vous-même, aujourd'hui.

Ce chemin long et parfois douloureux vers la maternité va vous amener encore une fois, et peut-être plus profondément, à vous pencher sur ces questions, à approfondir, à échanger avec votre partenaire, votre mère, votre famille, vos enfants et beaux-enfants. Ces échanges vont peut-être dévoiler de nouveaux blocages, soulever d'autres questions, amener d'autres idées ou confirmer votre désir profond d'enfant.

Je vous invite à retrouver votre créativité, à transmettre, à donner et à recevoir, car c'est également tout cela qui est évoqué quand on parle de maternité. Alors, mettez au monde, des projets, des idées, des relations, des petits plats, des boutures de plante... Dessinez, peignez, bricolez, décorez, mettez de la vie et de la couleur autour de vous, exprimez-vous, partagez, offrez, offrez du temps, de l'écoute, des attentions, des sourires, des cadeaux et de l'amour.

Et bien sûr, appréciez de recevoir ce que les autres ont à vous offrir, car vous êtes précieuse, même sans enfant, vous êtes entière, vous êtes une femme et vous méritez attention, des attentions et de la douceur.

12. Se responsabiliser et faire les bons choix

Personne ne connaît mieux son corps que soi-même, plus on l'écoute et plus on sait. Apprendre, être curieuse, s'observer, faire des essais, vivre des échecs et des réussites, c'est ce qui permet de se connaître, de se sentir responsable de soi, de reprendre le pouvoir sur sa vie et, à terme, cela facilite les relations avec les autres.

Il sera ainsi plus facile de poser des limites, car on aura su les définir. Il sera aisé d'exprimer clairement ses besoins, car on aura appris à les identifier. On prendra la responsabilité de ses actions, car on les aura choisies.

Notre vie personnelle et professionnelle deviendra plus douce, permettant une diminution de notre niveau de stress. Nous arriverons à nous faire entendre et respecter par le corps médical, car nous saurons, nous connaîtrons notre corps, nous serons responsables de nos choix et les ferons en toute conscience et en toute connaissance. Cette posture, je vous l'assure, produira des changements dans la relation avec les médecins et si ce n'est pas le cas, il sera utile d'en changer ! Un médecin ou un thérapeute doit être un partenaire pour aller vers la santé, le bien-être et l'autonomie.

Combien d'entre nous ont souffert de ce rapport au corps médical, combien d'entre nous ont été perturbées par les effets secondaires des traitements, par un retour rapide de la maladie après une intervention, ont souffert de douleurs inexplicables à la suite d'une consultation médicale, car nous avons été poussées à accepter des soins par peur ou par ignorance ? Alors, à nous de reprendre le pouvoir.

Renoncer aux traitements classiques ?

Refuser les traitements proposés – la pilule, les médicaments qui simulent la ménopause, les traitements hormonaux et ceux contre la douleur – implique des risques.

Lorsque vous optez pour des soins naturels, vous risquez de ne pas être correctement suivie par des médecins qui ne valident pas vos choix. Il vous faut donc chercher des professionnels ouverts à la discussion, qui ne vous culpabilisent pas et ne vous jugent pas, mais qui acceptent vos décisions et consentent à être là, si nécessaire, pour des contrôles réguliers ou toute prescription si vous changez d'avis.

Lorsque vous arrêtez les traitements chimiques, il faut aussi être prête à subir, au début, quelques désagréments physiques : acné, douleurs, troubles digestifs et du système d'élimination entre autres (intestins, foie, pancréas, vésicule biliaire, peau). Ayez conscience que la maladie et ses symptômes peuvent continuer à se développer. Ce risque existe et il n'y a aucun moyen de savoir à l'avance si les soins naturels vont marcher. Nous sommes toutes différentes et nos corps réagissent de diverses manières aux traitements et à l'absence de traitements. Pour certaines, tout comme pour moi, il a été facile d'y renoncer, car leurs effets étaient plus inconfortables que ceux de l'endométriose elle-même, mais surtout parce que celle-ci continuait de se développer malgré eux. Pour d'autres, les traitements sont bien supportés, ils améliorent les symptômes, réduisent les douleurs et permettent de vivre correctement, alors, pourquoi ne pas continuer un temps afin de préserver la fertilité et les reins, car, au final, hormis les douleurs, le risque essentiel est là.

Choisir l'intervention chirurgicale ?

Opter pour une intervention est un choix important qui doit être réfléchi et discuté avec les médecins et l'équipe qui vous entourent. Il est capital de vous écouter et de prendre le temps. Prendre le temps de comprendre tous les enjeux, les risques et les bienfaits, le temps de choisir le bon chirurgien avec lequel on se sent en confiance et qui a l'expérience de l'endométriose.

Je ne parle pas ici des opérations en urgence où les facteurs temps, réflexion et choix du médecin n'entrent pas en ligne de compte, mais des interventions « choisies », dites de « nettoyage » ou d'investigation. Pour celles-ci, vous n'êtes pas à deux semaines près, ni même à trois ou six mois près, et ce temps est précieux pour faire un choix, pour se préparer physiquement, mentalement et émotionnellement. Tout comme pour la prise d'un traitement, vous avez le droit de demander un temps de réflexion et de consulter d'autres spécialistes pour avoir une vision plus globale.

Il est important d'envisager une chirurgie quand tous les changements annexes sont en route, que le corps et le mental sont en passe de retrouver un équilibre et de nouvelles habitudes, ce sera un atout non négligeable à la réussite de l'opération et à une convalescence plus facile et plus active.

Lorsqu'on est atteinte d'endométriose, quel qu'en soit le stade, toutes les démarches positives que l'on met en place peuvent avoir un effet sur les douleurs, sur le bien-être global, mais, sauf en de rares exceptions, elles ne font pas disparaître la maladie ni ses lésions profondes et ne permettent pas une grossesse d'un coup de baguette magique. L'endométriose peut-être bien installée, avec des adhérences, des kystes, des nodules invasifs, des atteintes digestives et urinaires, parfois pulmonaires, oculaires ou encore cérébrales. Si vous préparez l'intervention avec une approche fondée sur la santé et l'équilibre, la maladie aura moins de risques de revenir que si vous maintenez un rythme de vie négligeant le corps et le système nerveux.

Selon plusieurs spécialistes et ouvrages américains, le seul moyen actuel pour éradiquer les lésions d'endométriose est la chirurgie par excision. Elle consiste à découper les lésions en profondeur et à les extraire du corps. C'est cette méthode qu'a utilisée mon chirurgien lors de ma dernière intervention. Hélas, la chirurgie de l'endométriose par excision est loin d'être la plus utilisée et la grande majorité des chirurgiens pratique la méthode de l'ablation.

L'ablation consiste à enlever les lésions. Le chirurgien les cautérise ou les brûle sur toute leur surface, c'est une procédure plus superficielle. L'excision consiste à découper les tissus autour de la lésion en allant creuser, on ne laisse plus une seule cellule d'endométriose, car on prélève même un peu du tissu sain auquel ces cellules adhèrent. Pour l'une, on « rase » en surface, pour l'autre, on enlève les racines. Je vous laisse deviner laquelle sera la plus efficace à long terme. Pensez à l'entretien d'un jardin, c'est le même phénomène.

C'est la raison pour laquelle, chez de nombreuses femmes, l'endométriose revient après quelques mois, même quelques semaines après la chirurgie. En fait, elle ne revient pas, elle était encore là, car des cellules étaient restées implantées au creux des tissus. Ainsi, certaines femmes multiplient les opérations sans aller mieux à long terme.

Pourquoi l'ablation, qui obtient de moins bons résultats, reste-t-elle la technique principalement utilisée ? Parce qu'il n'est pas nécessaire d'être un spécialiste de l'endométriose pour la pratiquer, les chirurgiens urgentistes et les gynécologues peuvent le faire. La chirurgie par ablation dure moins de deux heures, celle par excision peut aller jusqu'à 8 à 10 heures, c'est un travail d'orfèvrerie. Elle est donc effectuée par des spécialistes qui savent reconnaître les lésions, leurs différentes couleurs, les endroits un peu cachés ou l'endométriose aime s'infiltrer.

Les gynécologues pratiquent plusieurs opérations par ablation en une journée, les chirurgiens spécialistes de l'excision n'en pratiquent qu'une seule, deux maximum. Ils ont une vision d'ensemble de ce qu'ils vont trouver grâce aux IRM, mais ils découvrent souvent d'autres lésions à l'intérieur. Leur objectif est de tout enlever, le temps n'est donc pas compté.

Je vais peut-être vous choquer, mais après m'être informée largement sur le sujet, je vois l'ablation comme le fast-food de la chirurgie de l'endométriose. Il est dommage de faire un arrêt fast-food alors qu'on peut investir dans un restaurant gastronomique, surtout quand les deux sont pris en charge par les assurances.

Conseils pour une intervention sereine

Avant l'intervention, favorisez une vie saine, la chirurgie réussira mieux si votre système nerveux est reposé, si votre alimentation et votre environnement sont sains, si vos muscles sont détendus, si vos organes reproducteurs sont mieux irrigués et la circulation ravivée.

Au moment de l'anesthésie, respirez calmement et visualisez un événement ou un lieu qui vous rend heureuse. En général, les anesthésistes vous le proposent, mais s'ils ne le font pas, pensez-y, car un endormissement serein favorise un réveil postopératoire plus paisible et moins douloureux.

Après la chirurgie, les médecins s'accordent à dire qu'il faut trois mois au corps pour se remettre et fonctionner de manière optimale, ces trois mois sont déterminants pour la suite. Même si elle vous libère de la maladie, la chirurgie constitue une atteinte physique au corps et au système nerveux, il est donc capital de prendre plusieurs semaines, parfois même des mois de repos afin de restaurer l'équilibre général. Essayez de les vivre en conscience avec les précieux outils que sont une alimentation et un environnement sains et la méditation de pleine conscience. Ne retombez pas dans le déséquilibre qui a favorisé les lésions et les douleurs et que le corps avait mis en place pour vous alerter.

Restez positive !

Le parcours à travers la maladie m'a appris une chose précieuse, plus j'ai accepté mes ombres (mes difficultés, mes défauts) et ma lumière (mes qualités, ce que je peux donner au monde, ce pour quoi les autres m'aiment), plus je me suis approchée de celle que je suis vraiment. Ensuite, plus je suis moi, plus les choses s'alignent : je rencontre des personnes qui me font du bien, je vis des expériences qui me font grandir et me conduisent vers la réalisation des rêves qui sont vraiment les miens, je ne vis plus par procuration, je ne choisis plus le chemin le plus compliqué et le plus énergivore pour atteindre mes objectifs en m'oubliant, en oubliant mon corps et mon besoin de repos.

Alors, oui, cela semble facile à écrire et magnifique à lire et, pourtant, ce n'est pas si simple, c'est même compliqué de prendre ce chemin et d'y voir clair, notamment quand on est préoccupée par sa santé, mais c'est possible.

Nous allons explorer beaucoup de chemins, ils peuvent être pris de manière méthodique ou par petits bouts, l'un va vous conduire vers un autre, puis un autre va vous faire rebondir tout droit là ou vous devez aller. Finalement, après un long parcours avec la maladie et maintenant que je vis sans douleurs ni symptômes, je n'ai plus envie d'utiliser le mot « guérison », mais le terme « équilibre ». Lorsqu'on trouve le juste équilibre, tout s'apaise, le corps, le mental, les émotions et la vie autour de soi. Plus nous donnons à nos cellules et à notre corps ce qui est bon pour nous, mieux nous savons le protéger. À chaque coup dur, à chaque récidive, à chaque épreuve, nous savons toujours un peu mieux comment agir et réagir pour revenir à l'équilibre.

Il est si essentiel de rester positive et de croire en un futur meilleur !

Se convaincre que ce que l'on met en place va fonctionner fait du bien. Cela marche mieux pour les personnes positives, celles qui y croient vraiment (études à l'appui) que pour celles qui se complaisent dans une position de victime en se disant « à quoi bon, de toute manière, je suis condamnée à vivre ainsi, j'aurai mal toute ma vie, je suis malade, etc. ». Oui, la maladie nous a touchées, je ne nie pas les douleurs si difficiles à vivre physiquement et psychologiquement, mais on a le choix de rester dedans ou de se responsabiliser, de trouver des petites choses quotidiennes qui font du bien et de croire qu'avec cette accumulation de petites choses, on peut aller vers un mieux-être.

Maintenant, vous pouvez vous dire « je souffre en ce moment d'une maladie et j'ai mal, mais j'ai de l'espoir, car j'ai une boîte pleine d'outils pour atténuer la douleur, trouver de la joie dans mes journées et aller un peu plus chaque jour vers un bien-être et un équilibre général ».

Responsable de sa santé

Je vous retrouve à mi-parcours, j'ai commencé à arpenter les douze chemins, tout comme vous peut-être. J'apprends beaucoup, sur mon corps, mais aussi sur la voie du développement personnel. Ce que je mets peu à peu en place porte ses fruits, je me sens mieux, mes douleurs de règles et d'endométriose diminuent.

Bien sûr, je n'ai pas cheminé toute seule, j'ai arpenté les forums et visité les sites Internet, j'ai lu, je me suis documentée, mais j'ai aussi testé différentes approches et différents praticiens de médecine naturelle.

Choisir les bonnes médecines

L'acupuncture

J'ai été accompagnée notamment par un acupuncteur qui, après m'avoir interrogée longuement sur mon parcours, mes habitudes et mon corps, m'a planté régulièrement ses petites aiguilles, puis s'en allait traiter quelqu'un d'autre dans la pièce voisine. J'étais un peu frustrée de ne pas avoir plus d'explications, mais en même temps, je sentais que mon corps aimait cela et comme cet acupuncteur est très réputé, j'ai continué. Actuellement, j'aime mieux aller vers des thérapeutes qui expliquent davantage ce qu'ils font, comme le Dr Brendt Reynolds, un praticien en médecine chinoise et acupuncture rencontré à Bali pendant l'une de mes formations et avec lequel je collabore actuellement. Ce praticien a agi avec merveille sur les adhérences de mes cicatrices et m'a fait retrouver une souplesse et un confort de l'abdomen que je n'imaginais tout simplement pas possible. Il a utilisé la technique de l'électroacupuncture où les aiguilles sont reliées à un circuit électrique et tournent sur elles-mêmes pour agir plus efficacement. Je l'ai testé sur trois séances, presque trois ans après ma dernière intervention, puis j'ai refait des séances un an plus tard et le résultat est bien réel.

La réflexologie

Après les opérations, j'ai chaque fois privilégié la réflexologie. Cette technique se fait par acupression, c'est-à-dire par massage des pieds sur des points spécifiques correspondants aux organes et aux méridiens établis par la médecine traditionnelle chinoise. J'ai choisi cette technique, car je sentais que mon corps avait besoin de beaucoup de douceur et d'un soutien indirect pour se remettre : pendant ma convalescence, un toucher au niveau des pieds était la meilleure solution, car mon ventre était douloureux. J'ai trouvé une thérapeute merveilleuse qui pratique, en parallèle, d'autres méthodes de soins pour se reconnecter à la mémoire du corps. Avec elle, j'ai beaucoup avancé sur le sujet de la maternité, mais aussi sur celui de la peur, la peur d'être malade, la peur de souffrir, la peur d'être mère, la peur d'être femme.

Mon grand-père a pratiqué lui aussi la réflexologie, à l'âge de 90 ans ; il me faisait de temps en temps de petites séances bien qu'il ne connaisse pas du tout l'endométriose. Il me disait toujours que tout allait très bien et cela me faisait sourire. Il m'a confié ses livres et régulièrement, je masse les points liés aux organes reproducteurs, au foie et aux reins pour soutenir mon corps. Lorsque quelque chose ne va pas ou lorsqu'un organe est encrassé, on sent comme de petits cristaux sous les doigts qui se dissolvent peu à peu lorsqu'on les masse, une chouette technique pour aborder les médecines alternatives quand on ne connaît pas du tout ce domaine.

L'ostéopathie

J'ai aussi consulté un ostéopathe qui a travaillé à redonner de la mobilité aux organes qui entourent l'utérus, ceux-ci étant collés les uns aux autres et mon ventre envahi d'adhérences à cause de l'endométriose, mais aussi en raison des différentes chirurgies.

L'ostéopathie intrapelvienne

Plus tard, j'ai découvert l'ostéopathie intrapelvienne, pratiquée, non comme son nom l'indique, par un ostéopathe, mais par une sage-femme. Cette technique peut sembler inconfortable et surprenante, car il s'agit de manipulations internes, mais l'approche est très douce. Elle m'a fait aussi travailler sur la dissociation afin de ne pas vivre l'intrusion dans le corps comme je l'avais vécue pour l'IRM. La thérapeute était à l'écoute, très compétente, douce, intuitive et elle m'a aidée à me détendre afin que je puisse bénéficier des soins destinés à relâcher le périnée et à assouplir les tissus internes. Après ces séances, j'ai eu des règles plus abondantes et un peu différentes, comme si mon corps éliminait de vieux résidus d'endomètre.

La kinésiologie

Au début de ce parcours, j'ai consulté régulièrement une kinésiologue. Cette thérapie cherche à mettre en lumière les blocages émotionnels et les déséquilibres du corps par un test musculaire. Le praticien évalue le tonus musculaire à partir d'une pression légère sur le bras en même temps qu'il pose des questions. Le corps « répond », le bras devenant alors tendu et rigide ou, à l'opposé, mou et faible selon les sujets évoqués.

La praticienne que j'ai consultée a fait ressurgir beaucoup de mémoires, de fonctionnements, de stress insoupçonnés et elle a mis au jour des réponses à certaines de mes questions. Par le simple mouvement de mon bras qui répondait musculairement aux questions posées, j'ai appris beaucoup sur moi et j'ai surtout réalisé à quel point le corps est intelligent et sait transmettre des informations bien avant que le mental et la parole entrent en jeu. J'ai beaucoup pleuré, beaucoup appris de mes comportements, de mes actions, de mes attentes, de mes modes de pensée. J'ai appris à mettre en place des stratégies pour calmer mes angoisses et le flot de pensées incessant qui m'envahit souvent. Cette personne m'a éclairée sur l'énergie du corps. Elle m'a aussi conseillé des livres et m'a ouvert à des notions plus ésotériques comme le pentagramme qui, fondé sur ma date de naissance, m'a permis de comprendre qu'il y a un inné et un acquis, et que certains éléments de ma vie ou certains traits de ma personnalité étaient peut-être prédéterminés par le moment que j'ai choisi pour naître.

L'homéopathie

J'ai aussi été suivie par un homéopathe qui, en se fondant sur mon « terrain homéopathique » (homéotype, constitution, tempéraments), me prescrivait des traitements dont l'action globale me correspondait. Ces traitements m'ont été bénéfiques, car j'ai retrouvé à ce moment-là des cycles réguliers et mes douleurs étaient bien plus acceptables.

La naturopathie

Je n'oublie pas celle vers qui je me suis tournée en premier, une naturopathe merveilleuse, aujourd'hui à la retraite, qui m'a guidée dans ma manière de m'alimenter, m'a aidée à écouter mon corps, à tester ce qui me convenait et ce qui ne me convenait pas, à affiner mon régime alimentaire.

Selon ses conseils, j'ai testé un mois strict sans produits laitiers. Lorsque je les ai réintroduits, j'ai constaté que ça ne me convenait pas du tout : les crampes sont réapparues ainsi que les allers et retours aux toilettes. J'ai alors décidé qu'eux et moi, c'était fini pour la vie. On peut s'en passer, même s'ils se nichent dans beaucoup de plats : mozzarella dans les salades, crème dans les pâtes carbonara (sachez que les Italiens n'en mettent pas), beurre dans les croissants, les gâteaux, les biscuits, etc.

J'ai ensuite testé un mois strict sans gluten. J'ai remarqué que je me levais plus facilement le matin et que mon ventre n'était plus gonflé comme un ballon. Je n'ai pas constaté de différence notable quant aux douleurs, mais les bénéfices m'ont fait opter pour une éviction maximum, sauf à de rares exceptions, comme pour déguster un plat de pâtes en Italie ou une baguette de pain à Paris.

À force de passer des heures dans les supermarchés à déchiffrer les emballages, je suis devenue experte sur la composition des produits.

Sur ma lancée, et toujours sur les conseils de la naturopathe, j'ai aussi testé l'arrêt du soja et diminué la viande, l'alcool et le café avant, quelques années plus tard, de ne plus en consommer du tout.

Je consomme aujourd'hui des produits issus de l'agriculture biologique et j'ai supprimé de ma cuisine tous les accessoires en plastique et en Téflon.

Ces changements radicaux, effectués sur quelques mois, se sont montrés bénéfiques. La douleur due au kyste a disparu et j'ai décidé de l'oublier, alors qu'en même temps, comme pour me confirmer que je suis sur le bon chemin, les douleurs de mes règles s'atténuent.

Entre les changements alimentaires, mon évolution personnelle, les médecines naturelles et les thérapies énergétiques, il est difficile de savoir ce qui a eu le plus d'effet, mais une chose est sûre, la combinaison de tout cela fonctionne !

Forte et confiante de tous ces changements, je continue sur ce chemin de la découverte de moi, je vois les amis qui me font du bien, je me repose et trouve mon rythme, je me promène, je cuisine et lis beaucoup. Je suis heureuse, je trouve le bonheur à l'extérieur et en moi. Je suis bien installée dans mon nouveau chez moi, les soucis des travaux sont enfin passés, l'été est doux et je pars en vacances en septembre. Je suis transformée. Je me sens libre.

À la rentrée, je décide de chercher un poste qui me convient davantage, dans le même domaine, mais au sein d'une autre institution, avec de nouveaux collègues, quelque chose de plus aligné avec moi-même, car je ressens toujours ce malaise et ce sentiment de ne pas être à ma place. À l'automne, je rencontre un homme avec lequel je vais ensuite partager plusieurs années. Un changement, une relation plus saine dans laquelle je suis aimée et soutenue. Je ne cache pas la maladie dont je souffre, je raconte et je suis entendue. La vie est belle, légère avec de petites attentions quotidiennes, des week-ends en amoureux et beaucoup de douceur lorsque j'ai mes règles. Lui peut mettre sa main sur mon ventre.

Je sens que j'avance, je suis sûre de moi, confiante, presque invincible. Peut-être le suis-je un peu trop ? Ai-je cru trop vite avoir tout compris ? Je ne sais pas, ce que je sais, c'est que soudain, tout a basculé.

Rechute et incompréhension

Juin 2013, un mois tourmenté, la vie s'emballe et des événements s'enchaînent que je n'ai pas su relier sur le moment.

Sur mon lieu de travail, l'ambiance est toujours la même, insatisfaisante, même de pire en pire et toujours aussi stressante. Je ne me sens pas respectée ni reconnue pour la qualité de mon travail et je vis une contradiction de plus en plus importante entre mes valeurs et la manière dont on me demande d'agir. Ce qui me tient tant à cœur, respect, écoute et justice, est bafoué au quotidien et je dois fermer les yeux ou, pire, parfois agir contre mes convictions.

Du côté de ma famille, mon frère prévoit de partir vivre à des milliers de kilomètres et mes parents se séparent. Ça ne me perturbe pas particulièrement en tant que « fille », mais leurs blessures à chacun me touchent. Je sentais cette séparation arriver, malgré une vie de couple sans heurts. Dans une famille où l'on ne doit pas inquiéter, ne pas montrer, ne pas déranger, les émotions sont si contenues de part et d'autre... Alors une séparation dans le respect l'un de l'autre, pas de quoi me secouer, ou peut-être que si ?

Avec mon amoureux, nous venons de décider officiellement d'emménager ensemble. Lors de cette période, nous vivons notre premier nuage à l'occasion d'une discussion autour de nos précédentes relations, je me livre trop sur mon passé, ou peut-être simplement trop selon lui ou trop en fonction de ce qu'il peut entendre. Mais ça, ce sont les expériences suivantes qui me l'apprendront, car à ce moment-là, pour moi, j'ai trop parlé et l'ai ensuite regretté. Pourtant, ce n'était rien de grave, une différence de point de vue et peut-être de culture, il aurait aimé être mon premier, deuxième ou troisième, mais il y en a eu d'autres entre le troisième et lui et ça, il ne le supporte pas, allant jusqu'à me dire qu'il n'aurait jamais pensé que celle qu'il imagine être la mère de ses enfants puisse avoir eu des mœurs aussi légères. J'enjolive les mots, mais ils étaient durs et sont restés gravés dans mon corps, j'en suis certaine, et il en est certain aussi.

En effet, plus tard on a tous les deux faits des progrès et on a pu se le dire.

Ce moment, cette discussion ont créé un tabou entre nous, un sujet dont on ne parle pas, ou qui est remis sur le tapis à chaque dispute, me faisant taire et gangrénant certainement notre parcours pour essayer d'être parents.

En juillet, je suis admise aux urgences.

Presque deux ans après ma première intervention et plus d'une année après avoir trouvé un équilibre, où mon corps semblait aller de mieux en mieux.

Je suis fière de moi, j'ai changé de vie, complètement. J'aime ma nouvelle vie, celle où je fais attention à mon corps, à mon rythme, celle où je m'écoute. Je suis fière des changements accomplis, j'ai l'impression d'avoir tout compris. Et pourtant, je reconnais cette douleur, ce tiraillement à gauche, juste là où je n'ai plus d'ovaire, paraît-il. Cette douleur qui s'intensifie, qui me donne des coups vifs, sans prévenir. J'ai de la fièvre. Je claque des dents et j'ai froid, très froid. Je vomis, je tremble, je pleure, j'ai peur, encore. Je ne veux pas.

Cette fois, je ne suis pas seule. Un homme avec qui je me sens en sécurité est là à mes côtés, il vit pour la première fois l'hospitalisation, l'opération, l'attente. Une rupture de kyste, encore, avec du liquide qui s'est répandu. Encore cette même incompréhension quand la chirurgienne est désolée de m'apprendre qu'elle n'a pas pu sauver mon ovaire gauche. C'est le seul moment où je souris, malgré tout, car on me dit pour la troisième fois qu'on m'a enlevé cet ovaire : c'est peut-être qu'il est toujours là ?

Ce que je connais si bien se produit de nouveau, les douleurs aux épaules, les gaz, les visites, le manque de sommeil, le stress, la douche trop tôt le matin, les repas à heures fixes, les soins, les médicaments, le ventre gonflé et endolori.

Les trois premiers jours, je me remets plutôt bien, puis la fièvre revient. J'ai mal dans le dos. Selon les soignants, ce serait dû à une mauvaise position pendant l'opération ou peut-être pendant mon sommeil. Ceci dit, j'ai mal et de plus en plus mal ; j'ai de la fièvre et de plus en plus de fièvre.

J'ai mal quand je tousse, quand je ris, quand je parle, quand je bouge. Un médecin vient me voir, puis deux, puis trois. Mon taux inflammatoire est élevé, ils ne comprennent pas. Tout semble aller bien pour ces gynécologues consciencieux qui cherchent activement une explication. Quand je leur dis que j'ai mal au dos, vers l'épaule, que je ne peux plus dormir allongée, car j'ai l'impression d'étouffer, tout se précipite. Ils appellent une ambulance pour m'emmener faire un scanner aux urgences générales.

Ce scanner reste l'un des souvenirs les plus négatifs de mon expérience hospitalière, par ailleurs plutôt positive. J'ai souvent eu de la chance avec le personnel soignant. Le problème, c'est que les expériences difficiles restent bien plus ancrées dans la mémoire du corps que les moments positifs.

Pour le scanner, on me demande de m'allonger sur le dos. J'ai tellement mal que j'ai peur de prendre cette position et peur de ne plus pouvoir respirer. Un homme en blouse blanche me dit : « Vous n'allez pas nous faire une crise d'angoisse comme les autres, là, c'est bon, il faut juste rester couchée cinq minutes sans bouger dans une machine. »

Le scanner montre que j'ai de l'eau dans les poumons, une infection de la plèvre. C'est pourquoi, lorsque je suis allongée, l'eau bouge et m'empêche de respirer. Je retourne dans mon lit en larmes et en colère, avec ma fièvre, mon épuisement, ma douleur et mes peurs.

Quelques jours après le scanner, je quitte le cocon de la maternité. Je suis transférée vers la grosse usine qu'est l'hôpital universitaire de ma ville, car mon problème n'est plus gynécologique, mais pulmonaire.

Personne ne sait ce qui s'est passé. Les médecins supposent que j'avais un début de pneumonie en arrivant à l'hôpital. Une infirmière dit le contraire, car à mon arrivée, j'ai fait un scanner sur lequel on voit la moitié de mes poumons et tout était normal. Selon elle, à la fin de l'opération, on est « rincé » à grande eau, il suffit qu'une goutte d'eau infectée s'infiltre au mauvais endroit et c'est parti pour une infection.

Je me prépare à une nouvelle intervention. C'est la première fois que je dois « attendre », être à jeun, me préparer. Je découvre la douche à la Bétadine®, ce liquide rouge orangé qui tache la peau. J'apprends que je ne dois pas porter de bijoux, ni maquillage, ni vernis à ongles. Je lis toutes ces informations pratiques qui ne m'ont jamais été communiquées auparavant. Je reçois la visite d'un anesthésiste, cette fois dans ma chambre et non au bloc juste avant l'opération. Je veux ici faire une mention spéciale aux anesthésistes, de vraies perles, aux gestes précis, qui ne m'ont jamais manquée avec leurs seringues, ont toujours su me rassurer, me prendre en considération et même me faire rire dans des moments qui n'avaient rien de drôle.

Je lis aussi les risques liés à l'opération. Je signe, j'ai l'habitude, et je suis à un point où ça m'est égal parce que j'ai de la fièvre malgré les antibiotiques. Je n'ai plus la force de manger ni de parler. Mon corps et moi, nous sommes épuisés. Le soir, tard, je sors sur la terrasse avec un appareil respiratoire sur le nez, car je ne peux plus respirer seule. Je regarde les étoiles, assise sur une chaise, et je me mets à pleurer, encore. Je prie pour la première fois. Je souris aussi. Ce soir-là, je décide que tout va bien aller. Pourquoi ? Parce que je ne peux rien y faire. C'est l'un de ces moments magiques où la peur disparaît pour faire place à une incroyable sérénité. Je suis prête. Je peux mourir ou je peux vivre, je ne peux rien y faire. J'ai accepté et accueilli ce qui se passait.

Le lendemain, je pars sereine au bloc, prête et presque ravie qu'on m'endorme pour quelques heures, moi qui suis si fatiguée par l'effort intense qu'il me faut pour respirer et la douleur sourde dans mon dos.

Après l'opération du poumon droit, je passe encore une dizaine de jours en pneumologie où j'apprends, aux côtés de mes voisines de chambre qui luttent contre le cancer ou d'autres maladies pulmonaires, à ne pas me plaindre de mon sort. J'ai arrêté de fumer depuis près de deux ans et n'ai plus jamais eu envie d'une cigarette depuis ce moment-là. Il fait chaud, le monde tourne au ralenti, rythmé par la physiothérapie respiratoire deux fois par jour, les lectures, les visites des amis et de la famille, la chance d'avoir mon partenaire à mes côtés, chaque jour sans exception. Et ce petit quelque chose qui me fait sourire aujourd'hui, comme si je savais déjà qu'un voyage allait anticiper la rencontre de ma vie.

Au printemps, nous avions réservé des billets d'avion et organisé nos premières vacances ensemble à Bali. Le départ était prévu mi-août. J'allais réaliser un rêve. Alors durant trois semaines, chaque jour, j'ai tenu le coup avec l'espoir de pouvoir partir. J'ai aussi fait rire, sourire, exaspéré médecins, infirmiers et aides-soignants, car chaque jour ma question n'était pas de savoir si j'allais mieux ; ma question était de savoir si je pourrais partir à Bali. On me répondait avec « des pincettes », sentant qu'une réponse négative pourrait m'effondrer. En effet, j'aurais pu craquer. Pour moi, il était impossible de ne pas y aller, je n'imaginais pas passer l'été ici, malgré les discours de mes proches pour m'assurer qu'il y avait beaucoup d'autres possibilités pour une convalescence.

Pourtant, quand j'étais au plus mal, j'avais fait une liste, que j'ai toujours avec moi. Elle décrit mes souhaits et mes intentions de cet instant sur un lit d'hôpital, où je suis fiévreuse et seule.

- Respirer seule, sans machine.
- Marcher dans la forêt.
- Faire un pique-nique au bord du lac.
- Revoir la montagne.
- Passer plus de temps avec ceux que j'aime.
- Prendre, sur mon balcon, un petit déjeuner que j'ai préparé moi-même.
- Me réveiller dans mon lit.
- Caresser mon chat.

Tous les jours, j'ai demandé si je pouvais aller à Bali. Pourtant, Bali n'est pas sur cette liste de mes désirs les plus profonds. Bali était simplement une bouée. Cette bouée de sauvetage que l'on voit au loin quand on s'est jetée à l'eau, qu'il y a des vagues et du courant et que personne ne peut vous aider. Bali ou la promesse que tout ira bien ; que si j'y arrive, c'est que je serais loin de tout ça, de ces peurs qui font si peur. La peur de mourir tout simplement.

Je suis allée à Bali. Je suis partie faible, trois semaines après ma sortie de l'hôpital. Faible, mais si heureuse d'avoir atteint ma bouée. Je suis partie avec la liste des meilleures cliniques et après avoir contracté toutes les assurances possibles et imaginables. J'avais des douleurs horribles au niveau des côtes et ne pouvais même pas porter un sac à main.

Je suis partie avec le sourire. Ce fut un rêve. Je me suis sentie chez moi, accueillie. Je ne pouvais presque pas nager à cause de mes douleurs qui ne permettaient pas une bonne mobilité de mon bras droit. Je n'étais pas une touriste blanche, faute de bronzage, j'étais grise. Mais j'ai atteint ma bouée et je garde de ces vacances de merveilleux souvenirs.

Maintenant que vous me connaissez un peu, vous pouvez imaginer qu'en écrivant ces lignes, je remets quand même en question mon choix de l'époque. Parce qu'une petite maison en Provence aurait été très bien aussi. Alors, c'est bien joli cette bouée, mais quand vais-je cesser d'être dans la force, d'aller de l'avant pour juste accepter ce qui est, de lâcher prise, d'accueillir, d'écouter mon corps, vraiment ? Un dialogue interne s'engage en moi et me dit que Bali est le meilleur endroit pour se ressourcer : nourriture saine, soleil, douceur, beauté, magie, énergie, gentillesse, massages, lits de luxe et eau salée. J'apprends encore et toujours.

On ne peut rien y faire, il faut juste accepter. Je répète cela à mon père qui se fait opérer de la hanche, à ma copine qui divorce, à une autre amie qui a des crises d'angoisse, à une cliente que je coache et qui gère tant bien que mal les douleurs causées par l'endométriose.

Émotions et résilience

On pourrait se dire que c'est magnifique d'avoir intégré cela, enfin, en 2020, mais du temps a passé. Un temps à la fois long et court.

À chaque épreuve, je me suis engagée entièrement pour m'en sortir. J'ai trouvé un objectif et j'ai lutté de toutes mes forces et avec tous mes moyens pour l'atteindre. Je remarque autour de moi que tout le monde a cette manière de fonctionner, qu'on a tous ce même réflexe, notre mental nous protège.

En écrivant ce livre, j'ai fait surgir tous ces souvenirs, doux ou douloureux. Je me suis assise, j'ai pleuré parfois, j'ai décidé de ne pas attacher de pensées, de mots, de souvenirs, de mémoires ou d'actions à mes émotions, j'ai juste observé et accueilli la douleur d'un chagrin du cœur. D'une émotion qui se détache de mon corps. J'ai accepté. J'ai laissé faire, je n'ai pas lutté. Je ne me suis pas accrochée et j'ai continué de surfer sur le courant continu de mes émotions.

Dit ainsi, cela semble facile, mais j'ai la chance d'être très résiliente, tout comme beaucoup de femmes qui souffrent d'endométriose. La résilience, que je connais si bien, m'a été transmise par ma lignée, plus particulièrement par mon grand-père. J'ai appris ce concept pendant mes études, je l'ai rencontré dans mon travail, il m'a aussi amenée, à l'âge de vingt ans, à une conférence de Boris Cyrulnik. Neuropsychiatre, chercheur et écrivain français, Cyrulnik est un grand monsieur et le père bienveillant de cette notion : la résilience ou renaître de sa souffrance. Le concept avait été défini par John Bowlby, psychiatre et chercheur britannique, il en a simplifié l'idée et je vous recommande la lecture de ses livres. La résilience est un mécanisme qui permet de rebondir après un traumatisme. Elle nécessite une grande force intérieure, mais aussi une bonne rencontre au bon moment, quelqu'un qui sait nous voir entièrement et nous encourager simplement d'un regard, d'un mot, d'un geste pour nous faire revenir à la vie et nous aider à la voir avec toutes ses possibilités.

En psychologie, la résilience est la capacité à vivre, à réussir, à se développer en dépit de l'adversité, mais la définition qui me parle le plus est celle donnée par la physique et utilisée dans le monde de l'aéronautique : cette résilience-là, c'est l'aptitude d'un corps à résister aux pressions et à reprendre sa structure initiale.

Cette faculté de résilience, cette tendance à y croire, à forcer un peu les choses m'a amenée en 2014 sur le chemin de la procréation médicalement assistée (PMA), car depuis cette opération en 2013, la question du bébé s'est très rapidement posée dans mon couple.

Plus que jamais liés par ce qui vient de se passer, nous allons ensemble, mon homme et moi, à mon rendez-vous postopératoire. La chirurgienne commente l'intervention qu'elle a effectuée et nous montre des images vidéo. Puis, avec toute la délicatesse du corps médical, et bien que ce médecin soit l'une des plus humaines que j'aie rencontrée, elle prononce cette phrase, alors que je ne m'y attendais pas : « À votre âge, il faut faire vite et tomber enceinte rapidement, je ne sais pas où en sont vos projets de couple, mais on peut prendre un moment pour parler de la PMA, si vous le souhaitez. » Cela a du sens quand on connaît l'histoire de mon ovaire gauche et il est vrai que j'ai 33 ans, même si ce n'est pas vieux, il faut y penser.

Nous sommes en couple depuis quelques mois et après cette consultation, nous nous donnons tout de même un an pour tenter de faire un bébé naturellement.

Parallèlement à nos essais, ma vie professionnelle tourne à la catastrophe. Je supporte de moins en moins la discordance entre ce qui s'y passe et mes valeurs personnelles. Mon travail est devenu une source de stress si intense que je demande un transfert dans une autre institution et, dans l'attente d'un nouveau poste, d'un commun accord avec mon employeur et mon médecin, je prends un congé maladie.

***

Plus tard, je réaliserai avec étonnement que toutes mes opérations en urgence ont eu lieu durant les trois ans où j'occupais ce poste. C'est au moment où je m'en suis éloignée, où j'ai affirmé mes valeurs et mes limites que les kystes ovariens ont cessé d'apparaître et que mon corps a exprimé ses inconforts et ses ajustements d'une autre manière.

Un bébé, deux bébés, plein de bébés

Pendant cette période de congés, et après une année infructueuse d'« essais bébé », nous décidons de commencer les démarches de procréation médicalement assistée. Il nous faut accepter l'idée que nous avons besoin de l'aide de la médecine pour avoir le bonheur d'être parents. En Suisse, la PMA n'est pas prise en charge par les assurances et elle est coûteuse. Mais nous y allons, nous y croyons et nous réunissons les sept mille euros nécessaires à ce projet, à ma nouvelle « bouée ».

Je suis toujours sur le chemin vers le bien-être et la santé. Je profite aussi de mon arrêt de travail pour commencer une formation de coach en santé et nutrition. Un arrêt de travail ? Mais je ne sais pas m'arrêter !

Dans l'idéal, le chemin choisi semble simple : je suis en congé quelques mois, je prends soin de mon corps et de mon alimentation et me prépare à ce protocole de fécondation in vitro (FIV) qui va prendre quelques semaines. Je vais devoir m'injecter des hormones tous les jours afin de stimuler mon système hormonal à produire un maximum d'ovules en même temps. Puis je vais subir une anesthésie générale pour que les médecins prélèvent des ovules qui seront ensuite inséminés en laboratoire avec le sperme de mon partenaire, puis observés au microscope jusqu'au moment où ils seront prêts à être introduits dans mon utérus.

Peu avant le début du protocole de FIV, ma direction propose de mettre fin à mon congé et de me transférer dans une autre institution. Je ne le savais pas encore, mais, professionnellement, je vais revivre. Je vais retrouver confiance et grandir dans mon chemin vers la maternité.

J'intègre mon nouveau poste. La vie me fait une belle surprise, pleine d'ironie, car je suis transférée dans un foyer d'accueil d'urgence pour enfants de la naissance à 3 ans. Cette nouvelle vie professionnelle auprès de très jeunes enfants me donne plus encore envie de voir mon rêve de bébé se réaliser. Je rencontre aussi des collègues sympas, impliqués différemment, d'une manière qui me plaît et ressemble à ce que j'aime dans ce métier. Le travail dans l'urgence m'intéresse davantage et l'environnement semble bien plus sain. Je respire.

La procréation médicalement assistée (PMA)

Le parcours de la PMA commence par des analyses, puis l'examen des résultats pour savoir quelle méthode est la plus adaptée à la problématique de notre couple. Viennent ensuite l'attente du feu vert, l'achat des boîtes d'hormones et des seringues avant de se lancer dans le « marathon ».

Compte tenu de mon âge, j'ai la chance d'avoir une bonne réserve ovarienne, c'est-à-dire beaucoup de follicules contenant des ovules. J'apprends de nombreuses notions médicales en peu de temps. Ainsi, je connais la taille et la position de mon utérus, de mes ovaires, le nombre d'ovules, je sais le moment opportun pour faire l'amour, qu'il faut boire du jus d'ananas et prendre, si nécessaire, de l'aspirine pour bébé afin que le fœtus ait plus de chance de s'accrocher... Bref, je découvre une multitude d'astuces que tant d'autres femmes ont la chance de pouvoir ignorer.

À la fatigue causée par l'endométriose et les douleurs, s'ajoute une autre fatigue liée à la disponibilité requise par les démarches multiples, par l'intrusion médicale dans l'intimité du couple, les nombreux examens et rendez-vous. Il faut passer des heures dans des salles d'attente pour faire analyser ses taux d'hormones, afin de savoir si elles fonctionnent bien et quel traitement sera le plus adapté pour les booster. Il faut faire des échographies pour connaître, à différents moments du cycle, l'épaisseur de l'endomètre, le tissu qui tapisse l'utérus. Puis passer les heures restantes sur les forums à se renseigner et à chercher des solutions pour être sûre de mettre un maximum de chances de son côté, ne pas faire d'erreur, mais aussi chercher l'espoir à travers les récits des FIV qui ont marché. Sur le chemin de la PMA, concrètement, on est déjà épuisé par toutes les informations qu'il faut intégrer.

Je commence le protocole de fécondation in vitro. Je dois faire des injections tous les jours à heures fixes. Lorsque je travaille en horaires de nuit, je me pique aux toilettes, discrètement. Je dois aussi faire des échographies et des prises de sang tous les deux ou trois jours pour savoir si les ovules évoluent, s'il faut adapter les doses et quand ils arrivent à maturité. Cela m'impose d'échanger discrètement mes horaires avec des collègues pour me rendre aux rendez-vous. Je n'ose pas en parler à mes supérieurs, car je viens d'être engagée après des mois d'arrêt.

Je réagis bien aux traitements, c'est assez fou, mais je n'ai aucun effet secondaire, pas de bouffées de chaleur, pas de sautes d'humeur, pas de prise de poids. En revanche, j'ai plein d'ovules, et même un sur mon ovaire gauche qui sera lui aussi prélevé. Je sais, c'est surréaliste, encore.

Arrive le jour de la ponction, effectuée au bloc opératoire sous anesthésie générale (parfois locale). C'est un geste relativement bénin, le médecin prélève un à un les ovules, ou ovocytes. Au laboratoire, mon partenaire s'enferme dans une pièce, avec des magazines et des films érotiques afin de récupérer son sperme. Nous avons été l'un et l'autre surpris par cette démarche, car, pour nous, concevoir un bébé est un acte d'amour plus qu'un acte purement sexuel. Nous souhaitions nous concentrer avec amour pour créer notre enfant.

S'ensuit une interminable période faite d'attentes, d'espoir, mais aussi de doutes, de peur et de stress. Il faut attendre le moment de l'ovulation artificielle, puis quinze jours supplémentaires pour savoir enfin si l'on sera parent. On ne parle pas de l'attente entre chaque échographie ni des prises de sang pour savoir si le taux hormonal est bon et si on continue. On ne parle pas de celles pour qui tout s'arrête là, jusqu'au cycle suivant pour recommencer. On ne parle pas de l'attente pour connaître le nombre d'ovules et s'ils sont performants. Pour nous, il y en avait huit. Vient ensuite le suspense avant de savoir si les ovules déposés avec les spermatozoïdes ont été fécondés. On ne parle pas de ceux chez qui ça n'arrive pas. Et quand il y a des embryons – six pour nous –, on espère chaque jour le coup de téléphone qui dira s'ils se développent bien, à quelle vitesse, et quand se fera le fameux transfert. Et on ne parle pas de ceux pour qui tout s'arrête là.

C'est enfin le fameux jour. Il reste quatre embryons. Un appel téléphonique nous convie le lendemain pour que deux d'entre eux, qui grandissent bien dans leur petite boîte de culture, poursuivent leur croissance dans mon utérus. Ce jour où l'on nous dit que tout est parfait, les gènes, la taille, l'âge, la forme... moi, mon mec, mon couple, les prénoms qu'on a choisis et même la chambre que j'ai imaginée. Non, je n'exagère pas, ce jour-là, c'est ainsi que je ressens la vie. Eh oui, la chambre prévue pour nos futurs jumeaux était digne de battre des records de pin's sur Pinterest. Oui, j'anticipe, je rêve, j'en ai besoin !

Deux bébés

Ce jour-là, on a pris la voiture le cœur battant. Dans une clinique, installée dans un fauteuil, mon mec à côté de moi, on m'a implanté nos deux embryons, nos bébés. Ce jour-là, en milieu médical, on ne m'a pas annoncé de problème. Au lieu d'un kyste, d'un nodule ou d'un utérus vide, on m'a montré deux embryons, mes futurs bébés.

On les a aspirés avec une seringue, puis grâce à l'échographie, j'ai pu les voir passer le long de cette longue aiguille et flotter dans mon utérus. Je me suis alors sentie comme les autres, j'ai pleuré et mon homme avait les larmes aux yeux. J'ai pensé : « maintenant, tu as deux embryons dans l'utérus, tu portes deux petites vies en toi. Deux petites vies qui vont essayer de s'accrocher aux parois recouvertes d'endomètre, ce tissu que mon corps sait si bien fabriquer. »

De retour à la maison, lovée contre mon amoureux sur le canapé, j'ai réalisé que le stress de l'attente et la peur que tout s'arrête, éprouvés depuis quinze jours, revenaient en force. J'ai réalisé que j'allais vivre ça pendant quinze jours en attendant le résultat de la prise de sang. Puis encore trois mois jusqu'à ce que les bébés soient bien accrochés. Et s'ils s'accrochent, j'aurai peur encore, car chez moi rien ne se passe normalement. Cette peur-là était fondée, je l'ai appris plus tard.

J'ai réalisé aussi que si j'avais la chance d'accoucher, j'aurais peur toute ma vie qu'il leur arrive quelque chose.

Quinze jours plus tard, c'est fini. Nous ne sommes plus parents. Ils étaient parfaits, nous aussi. Nous avions un magnifique potentiel de réussite selon les probabilités de la clinique. Cette information devait-elle nous rassurer ou atténuer la douleur ? C'est simplement fini. C'est douloureux, très douloureux. Un simple appel téléphonique – la clinique nous communique le résultat – haut-parleur, c'est court, nous raccrochons, nous pleurons, nous ne parlons pas, pas envie, plus envie.

Il reste deux autres embryons en attente. Ils ne verront jamais le jour.

Pour toutes celles qui ont vécu la même chose ou qui le vivront et pour celles et ceux qui ont des proches à qui ça arrive, j'ai envie de préciser que j'ai souvent utilisé le « je », car je parle de mon expérience, mais c'est aussi celle des femmes avec lesquelles j'ai échangé. Et cette histoire se vit et se parle en « nous », en « on », en « celles et ceux », « celle et celui », « elle et lui », « il et elle », « ils et elles », parfois aussi « elle et elle ». En tant que femmes, nous le vivons dans le corps, mais les hommes, eux, le vivent en se sentant très seuls et impuissants. Ils en parlent moins que nous, ne sont pas à l'aise avec ce sujet, mais sont touchés, très touchés. Par ce qui nous arrive, par l'impuissance face à la maladie, face à notre infertilité, parfois la leur, ou celle des deux. Ils sont démunis devant le corps médical, face au corps et à ses mystères, au sujet de la procréation qui devait être si simple et devient si compliquée.

Les hommes sont démunis devant leur femme qui gère tant bien que mal, souvent plutôt bien, cette organisation de folie ou qui peut-être ne la gère pas du tout. Démunis face à leur désir d'être père, face à l'envie de nous protéger. Démunis devant l'impuissance de nous donner simplement ce que l'on souhaite pour voir nos yeux briller. Ils sont aussi démunis face à leur désir inaccompli d'être papa.

Vous vous demandez comment mon homme a géré tout ça ? Il m'a chouchoutée, a fait en sorte que tout se passe bien, jusqu'à l'annonce-choc.

Il a mal vécu l'annonce, il n'a pas très bien géré, même pas du tout. C'était son premier « échec », la première fois que les choses ne se passaient pas comme il le souhaitait. Pour lui à qui tout réussit facilement, c'était dur. Puis il a mis en place une stratégie de « survie », comme pour notre première dispute, qui consiste à ne plus en parler ; il a essayé de se dire (de me dire) qu'on s'en fichait, qu'on était heureux, qu'on n'avait pas besoin de ça. Alors je me suis tue, j'ai séché mes larmes et je me suis adaptée, car je n'avais pas envie de revoir la tristesse que j'ai vue ce jour-là dans ses yeux. La PMA, la grossesse et les bébés sont devenus un sujet tabou.

Quinze jours après l'annonce, j'ai un rendez-vous pour faire le bilan. J'y vais seule, il ne souhaite pas être là. Comme d'habitude, je m'annonce à l'entrée, je vais m'asseoir parmi quelques femmes seules et des couples, tous silencieux, se regardant un peu en coin, conscients de vivre la même triste expérience.

C'est mon tour, je suis le médecin dans son bureau. Là, après m'avoir demandé comment je vais, comment va mon couple et si mon corps se remet de cette expérience, il me propose de recommencer le mois prochain, de transférer un ou deux embryons. Je refuse. C'est trop tôt, je le sens dans ma chair, dans ma tête, dans mon cœur et dans mon couple. Je ne sais pas si j'admire les femmes qui recommencent tout de suite ou si je ne les comprends pas. Selon moi, le corps a besoin de repos. Il faut faire un deuil. À ce moment-là (et encore aujourd'hui), je pense que quinze jours, c'est très court pour recommencer. Où peut-être que je n'y croyais pas.

Sur le chemin du retour, seule dans ma voiture, dans le calme de mes pensées après la tempête, une petite voix me conforte dans l'idée d'arrêter et je l'écoute. J'écoute si bien que j'entends plein de choses sensées. J'entends que, depuis presque quatre ans, on me dit que tout est sombre, collé, un désastre, un chantier, là, à l'intérieur de moi, à l'endroit même où l'on veut déposer des embryons et espérer qu'ils s'accrochent.

Non, ce n'est pas possible, je ne peux pas être enceinte, accueillir un fœtus et l'imaginer grandir sereinement dans un milieu qu'on m'a décrit si hostile. Je retourne à mon chemin de guérison. Je reprends mes habitudes et compléments alimentaires, je reviens aux médecines naturelles, je commence une psychothérapie, je passe une grosse commande de livres sur le développement personnel et je me mets au sport en salle, aux Pilates et au yoga.

Plein de bébés

Je suis dans cet état d'esprit, m'accrocher pour moins souffrir et je reprends le travail. Je me retrouve à 7 h 30 un lundi matin avec une petite fille de six semaines dans les bras. C'est dur. Je m'en occupe beaucoup, mais ne m'attache pas trop à elle, pas tout de suite, ça viendra avec le temps, car cette petite fille a une place spéciale dans mon cœur. Le moment fatidique où je me jette à corps perdu dans la réparation arrive plus vite que prévu.

Deux mois plus tard, je dois aller chercher un bébé à l'hôpital et le ramener dans l'institution où je travaille. L'hôpital, celui que je connais si bien, où il faut passer la porte vitrée, s'annoncer, aller jusqu'à l'ascenseur... J'emprunte un couloir aux murs lilas où résonnent des pleurs, puis je pousse une porte et découvre une maman avec son bébé, qui le jette littéralement dans mes bras, car elle est au téléphone et que ça l'arrange. Le bébé me regarde et me sourit. Je lui souris. C'est un coup de foudre immédiat, nous nous accrochons l'un à l'autre, car nous avons tous les deux un espace pour ça.

Pourquoi ai-je envie de parler de celui-là ? Parce qu'il a été un révélateur d'amour, de confiance et de sagesse. Grâce à lui, à cet amour que je lui ai donné, que j'ai ressenti si fort, grâce à cette fusion pas toujours très saine, grâce aussi à l'attachement qu'il a eu pour moi, si nécessaire quand il n'avait plus rien ni personne pour le sécuriser ; grâce à ces heures passées à le porter, à supporter des pleurs incessants, à le bercer, le rassurer ; grâce à l'amour qu'on s'est donné, mais aussi grâce à ceux qu'on croisait au parc et qui malgré notre couleur de peau si différente lui disait, quand il s'éloignait, de retourner vers sa maman, c'est-à-dire moi ; grâce au jour où j'ai eu envie de pleurer en le laissant pour la première fois à la crèche, avec ses éducatrices qui ne s'en occuperaient jamais aussi bien que moi parce que je connais la moindre de ses réactions, toutes ses habitudes, ses regards et que je sais y répondre. Grâce à lui, j'ai su ce que c'est d'être maman.

Aimer inconditionnellement, être aimée inconditionnellement et savoir que cet amour-là, on peut le vivre sans les liens du sang, sans les neuf mois de fusion, sans passer par l'accouchement et ce *love at first sight* qui d'ailleurs ne se produit pas toujours, je le sais par mon métier. Cet amour-là, il peut se développer en se découvrant et en s'accrochant l'un à l'autre si fort, juste parce que c'est comme ça. Ce petit garçon, je ne le remercierai jamais assez de m'avoir appris cela. Il a maintenant une super famille d'accueil qui a souhaité maintenir le lien avec moi et je le vois grandir de loin. Ce transfert était authentique, sur mon chemin de vie et, j'en suis certaine, aussi sur le sien.

À l'heure où j'écris ces lignes, je ne suis toujours pas maman, mais j'ai la certitude que je le serai un jour, car je l'ai déjà été un peu. Je le serai, un point c'est tout. Comment ? Aucune idée et, honnêtement, cela m'importe peu. Grossesse, adoption, famille d'accueil, belle-mère, ça fait un paquet de possibilités pour devenir maman tout ça, non ? Et pourquoi ai-je envie d'être maman ? J'ai juste envie de revivre cet amour-là et de voir grandir un enfant, voir qui il ou elle sera, ce qu'il apportera à notre planète et de tout mettre en œuvre pour qu'il ou elle soit une belle personne, lui transmettre des valeurs afin que le monde devienne un peu meilleur. En attendant, je mets au monde de petits et grands projets.

Ma bonne santé physique, l'équilibre que j'ai trouvé et la confiance retrouvée envers le corps médical, grâce aux médecins compétents rencontrés lors de mon parcours de PMA, m'amènent à prendre une nouvelle décision.

C'est décidé, cette fois, je prépare mon corps à l'intervention qui va nettoyer toutes les lésions d'endométriose. Il me faut du temps pour me préparer et trouver le meilleur chirurgien possible en vue d'atteindre ma nouvelle bouée : un corps tout rose et sain.

Une opération pour revivre

J'ai trouvé mon chirurgien, un homme merveilleux, empathique, professionnel, rigoureux, mais surtout l'un des meilleurs spécialistes de l'endométriose. L'intervention est programmée pour novembre 2015. J'ai pu diminuer mes douleurs, mais j'en ai encore un peu. Dans les semaines précédant l'opération, j'ai encore mal les premiers jours des règles avec des crampes légères. Mes cycles sont plus réguliers. Au fil du temps, j'ai réussi à diminuer la quantité d'anti-inflammatoires et d'antidouleurs, puis à les supprimer. À ce moment-là, je ne prends plus que des gélules de curcuma.

Dans les quelques jours avant et pendant mes règles, je ne fais aucun écart et je suis le régime anti-inflammatoire à la lettre : pas de produits laitiers, pas de gluten, pas de soja, pas d'alcool, de café, d'excitants et pas de sucre ni aucun autre produit raffiné. Je mange bio. En fait, les seuls changements apportés à mon régime sont le sucre et le gluten que je consomme encore occasionnellement les autres jours du mois. Pour le reste, j'ai tout arrêté depuis un moment et je me plais à cuisiner et à découvrir d'autres manières de manger, de me faire du bien.

Avec si peu de douleurs, pourquoi opter pour une opération vu l'étendue de l'endométriose dans mon organisme qui la rend si risquée ?

Avant que je rencontre le chirurgien qui m'a opérée, d'autres spécialistes soulevaient cette question. Ils me parlaient du rapport au risque, me disaient que les séquelles sont si importantes sur le plan digestif qu'il valait mieux ne rien tenter, d'autant que je semble souffrir de moins en moins.

Il y a quand même une chose dont je souffre, non, en fait deux, et puis trois, allez quatre !

La première, c'est que je souffre de douleurs lors des rapports sexuels, mais je n'en ai plus conscience, car au fil des années, instinctivement j'ai acquis des réflexes qui me font privilégier certaines positions, en éviter d'autres. Je prends le contrôle, mène subtilement la danse afin de ne pas laisser mon partenaire aller là où ça fait mal. Intuitivement, je sais quelles positions me font mal ou non, l'angle exact de pénétration qui va me procurer une douleur atroce ou du plaisir. Depuis des années, mon corps a intégré ces limites et tout cela est devenu automatique. Je n'ai plus mal, réellement. Et pourtant.

J'ai un nodule de six centimètres installé entre l'utérus et le côlon, qui a rongé peu à peu les tissus de chacun de ces organes et s'est infiltré dans le vagin. Les médecins peuvent le voir à l'œil nu et, au vu de leur réaction, il semble impressionnant. C'est à l'occasion d'un examen du chirurgien qui va m'opérer qu'un toucher sur ce nodule, logé au fond du vagin, me fait hurler de douleur. J'ai protégé ce point pendant des années et je découvre ce jour-là avec stupeur que ma sexualité, que je pensais normale, agréable et légère, ne l'est que partiellement, car elle ne laisse pas de place à un total lâcher prise, ce qui doit être le cas lorsque l'on fait l'amour, d'autant plus quand on le fait avec amour.

La deuxième souffrance physique, je la ressens lorsque je fais du scooter, pendant les vacances, à chaque bosse ou chaque creux sur la route. Ceux-ci me font l'effet d'une décharge électrique qui traverse mon corps entier. Une douleur sourde et intense, un peu comme un gong, qui lorsqu'on tape en son centre, résonne ensuite partout. Toujours ce nodule !

La troisième souffrance : les points au côté qui reviennent à chaque moment de stress. Un kyste qui, je le sais, est encore là. Il sommeille et chaque fois que je m'éloigne de moi (de mes envies et de mes besoins), il se réveille, me réveille. Cette douleur-là fait un mal fou, comme un coup de poignard qui me plie en deux.

Je l'appelle mon signal d'alarme, mais après avoir lu un livre sur le pouvoir des mots, je ne l'appelle plus. Comme je progresse sur le chemin qui me conduit à être au plus juste avec mon moi profond et à exprimer mes émotions avec justesse et douceur, je demande à mon corps de me prévenir lorsque je m'égare.

Je me souviens avoir pensé que j'aimerais mieux souffrir de maux handicapants et désagréables, mais qui ne mettent pas en péril ma fertilité comme ces kystes aux ovaires. Un jour, après une douche, devant mon miroir, j'ai regardé mon corps, posé les mains sur mon ventre et dit à voix haute : « J'ai compris une partie de ton message, j'ai compris que tu me dis parfois de ralentir, de prendre soin de moi, de mieux m'écouter. Est-ce que maintenant, on pourrait convenir ensemble d'un changement et que tu m'alertes différemment ? » En souriant, j'ai ajouté « on ne pourrait pas faire une petite crise d'eczéma, comme tout le monde, maintenant qu'on se comprend mieux, au lieu de mettre en jeu ma fertilité ? » Quelques semaines plus tard, sur mon lieu de travail, je me gratte dans le pli du coude, une collègue me voit faire, regarde et me dit « Oh, mais tu as de l'eczéma ». Depuis, de temps en temps, cette manifestation cutanée réapparaît au creux du coude ou sur les doigts. Elle est rare, mais quand elle est là, je souris et la remercie. Je me souviens de ma demande, mon corps m'a écoutée. Ce désagrément me fait sourire de bonheur, m'arrêter et dire « merci, merci, merci ! », car c'est une somatisation moins sévère qu'un kyste qui grossit d'un seul coup, s'enflamme, se tord et se rompt.

La quatrième souffrance liée à l'endométriose est de savoir qu'elle est là, en moi. Qu'elle sommeille ou s'étend à mon insu. Elle réveille cette peur constante que quelque chose arrive, de finir aux urgences, une fois de plus, de ne pas être comme les autres, de ne pouvoir être maman de façon naturelle, de devoir gérer mon temps pour ne pas être trop fatiguée, ni malade, ni épuisée. C'est une souffrance d'imaginer qu'à l'intérieur de moi, c'est... Bagdad, Tchernobyl, la Syrie, un champ de mines, qu'il y a des barbelés, des flaques de boue, des toiles d'araignée. La souffrance de savoir que ça colle, que ça saigne, bref, que ce n'est pas beau, pas sain, pas doux et donc pas accueillant pour un bébé.

C'est sans doute la raison principale pour laquelle j'ai choisi de subir cette opération, d'enlever les lésions, les tissus malades qui collent mes organes entre eux et saignent, les cicatrices, les adhérences et les nodules. Pour enlever le gros nodule, pour libérer mes ligaments utéro-sacrés englués dans les tissus malades, pour ponctionner les kystes là où il y en a, bref, pour retrouver des organes reproducteurs sans lésions et toute la place dont ils ont besoin. Le résultat attendu : un utérus plus mobile, tout comme les organes de mon petit bassin, ainsi que la trompe et l'ovaire restants préservés.

Cette quatrième souffrance n'est pas physique, elle est mentale et c'est pire. À l'image que je me fais de l'intérieur de mon corps s'ajoute la peur. La peur à chaque petit coup de poignard ressenti. La peur à chaque légère montée de température, car après les syndromes du choc toxique et toutes les opérations en urgence, la fièvre et moi, c'est une longue histoire. Une histoire qui a contaminé mes proches. Pour tout le monde, avoir un petit peu de fièvre est une alerte du corps, une preuve qu'il réagit pour combattre un virus, une maladie. Pour moi, c'est la fin du monde dès que j'atteins 37,8 degrés, je suis scotchée au thermomètre et des crises d'angoisse me saisissent, ma gorge se serre, mon pouls s'accélère et des scénarios catastrophes peuvent envahir mon mental. J'ai passé de longs mois en Asie sans antidouleurs ni anti-inflammatoires, car j'étais confiante quant à l'absence de douleurs, me sachant en forme et « guérie », en revanche, mon thermomètre m'accompagnait toujours. Une peur sur laquelle je travaille dans l'espoir de la voir disparaître un jour.

Ce sont ces quatre souffrances qui me font opter pour l'opération, ajoutées à des informations supplémentaires sur la gravité de mon cas fournies par le chirurgien qui va m'opérer. Après avoir consulté l'IRM prescrite au préalable, ce dernier me confirme dans mon choix et ne comprend pas qu'on ne me l'ait pas imposée plus tôt. Je tombe de haut. J'apprends que mes uretères (petits canaux qui relient la vessie aux reins) sont eux aussi touchés, sans intervention, cela peut causer l'arrêt simple, net et rapide du fonctionnement des reins. Les lésions s'installent peu à peu et envahissent tout, sans douleurs ni alertes jusqu'à ce que tout s'arrête. Il me dira plus tard, après l'opération, qu'avec l'état de mes organes reproducteurs et de mon abdomen, une grossesse aurait été impossible.

Je ressens de la colère (oui, encore !) d'avoir suivi les avis d'autres médecins, d'avoir dépensé sept mille euros pour une fécondation in vitro qui ne pouvait pas marcher, d'avoir subi des traitements hormonaux, des injections quotidiennes et tant de stress et de difficultés pour mon couple, tout ça pour rien, mais c'est fait et j'ai eu la chance, plutôt la sagesse, d'écouter mon intuition et de ne pas m'entêter à poursuivre le chemin de la PMA.

La préparation

On est en juin ou tout début juillet, l'opération étant planifiée pour novembre, il y a de l'attente. Je suis ravie, car je veux être prête, vraiment. C'est le point final de mon histoire avec cette maladie.

J'ai fait beaucoup, énormément, et même si ce n'est jamais terminé et qu'on a toujours à apprendre sur ce long chemin vers l'équilibre, je sais aussi que j'y ai mis tous les moyens possibles et imaginables, mais qu'il est temps pour moi, maintenant, de demander de l'aide, d'accepter la médecine occidentale en passant par la chirurgie pour aider mon corps à se débarrasser de ses lésions si intrusives qu'il a créées et qui ne nous sont plus nécessaires maintenant que nous nous sommes rencontrés et formons une équipe.

Ma préparation est donc digne d'une athlète de haut niveau, sur les plans alimentaire, physique et mental. Je commence par une détox, sous la forme d'une monodiète de carottes pendant quatre jours. Je bois des litres de tisane et d'eau pour soutenir mon foie, le purifier, le détoxifier et le préparer à l'afflux de médicaments qu'il recevra bientôt. Puis je continue le régime anti-inflammatoire en y ajoutant de bonnes graisses et des superaliments afin de renforcer ma santé et mon immunité.

Je planifie mon temps afin de pouvoir me reposer, j'organise aussi l'espace de manière à pouvoir vivre une convalescence sereine et sans préoccupations et, encore une fois, je pars à Bali tout le mois de septembre. Bali pour me recharger et faire le plein d'énergie positive et de Qi, cette énergie vitale décrite par la médecine chinoise comme notre « essence », cette énergie plus proche des cascades, de la forêt, des volcans et de l'océan.

L'opération

Novembre arrive et je suis prête, impatiente, je trépigne sur la ligne de départ et prépare consciencieusement mes affaires pour un séjour plus agréable à l'hôpital.

J'embarque des livres et des magazines, puis je télécharge de la musique et des podcasts. Je n'oublie pas mes Birkenstock® en plastique à porter sous la douche, des vêtements confortables, un masque pour les yeux afin de mieux dormir et les boules Quies indispensables. Je prends aussi ma réserve de potions magiques, du Rescue® contre le stress et de l'Opsonat® en gouttes qui agit sur l'inflammation des muqueuses. Je pense aussi à des provisions alimentaires, car j'ai souffert d'avoir si peu de choix « sains » lors de mes précédents séjours, alors mes tisanes, biscottes sans gluten, beurre de cacahuète et noix de cajou, chocolat noir, compotes bio et sans sucre, yaourts au lait de coco et autres petits plaisirs m'accompagnent à l'hôpital.

Je m'installe dans ma chambre, personne n'est là, j'attends deux heures et me demande la raison de cette arrivée anticipée s'il n'y a rien à faire.

En fin d'après-midi, les anesthésistes me font remplir un questionnaire sur mes allergies et mes traitements. Je prends ensuite une douche antiseptique qu'il faudra renouveler le lendemain matin. Mon repas est servi vers 18 h 30, puis j'ai l'obligation d'être à jeun jusqu'au lendemain avec l'autorisation de boire un peu aux alentours de 23 heures si je le souhaite.

Je traverse cette longue nuit dans un état d'esprit mitigé. Difficile de trouver le sommeil, car le stress et la surexcitation de ce moment que j'attends depuis longtemps prennent le dessus, alors, j'écris pour démêler tout ça. Je dors peu et suis réveillée tôt, car l'opération étant longue, huit heures environ, je suis la première à monter au bloc. À côté de mon lit, vers six heures, je me mets à faire des postures de yoga et des squats, je bouge et j'arpente le couloir. À l'infirmière qui m'interroge, je dis que mon corps ne pourra plus bouger pendant les heures qui suivent ni pendant des jours, c'est donc important pour moi. Contrôle, toujours.

Les choses s'accélèrent, vient le moment de prendre une nouvelle douche antiseptique, de me vêtir d'une chemise de nuit bleue et d'avaler, avec un peu d'eau, une pilule donnée par l'anesthésiste. Un léger sédatif afin d'être plus détendue. On vient nous chercher, mon lit et moi, pour nous emmener au bloc. Là, dans un sas, je passe de mon lit à un lit en dur, je patiente sous une couverture chauffante. L'équipe arrive. Ils viennent de prendre un gros petit déjeuner et ils sont prêts, tout le monde se présente, me sourit, c'est agréable. J'ai un bracelet autour du poignet, mon identité est vérifiée plusieurs fois tout comme mon type d'intervention.

Je suis rassurée par ces questions qui reviennent sans cesse, pas d'erreur possible. Je suis rassurée par l'équipe de chirurgie et celle d'anesthésie autant que par mon chirurgien. Tout le monde tourne autour de moi tel un ballet bien coordonné. Des sourires et de la douceur dans les gestes. Une nouvelle pose de perfusion, je déteste ça, mes veines sont petites et ça fait mal, mais c'est fait, je souffle. On me met un brassard autour du bras pour surveiller ma pression artérielle, un appareil au bout du doigt pour vérifier le taux d'oxygène dans le sang. On m'installe des électrodes un peu partout pour observer mon rythme cardiaque, les écrans clignotent, tout le monde est concentré, actif, sérieux, calme.

L'anesthésiste me place un masque à oxygène sur le visage et me demande de respirer calmement, elle me sourit, me caresse la main. Elle me demande ensuite de m'imaginer dans un lieu agréable et me prévient qu'elle va commencer à injecter le produit qui va me faire sombrer loin, très loin. Je m'endors.

Durant les huit prochaines heures, les professionnels continuent leur ballet, le chirurgien excise les lésions avec précision, au bruit du bip-bip des machines et des battements surveillés de mon cœur. Je fais une parenthèse ici, je me suis souvent posé la question de savoir comment le corps et l'inconscient vivent l'anesthésie, l'intrusion opératoire et la position parfois inconfortable. Cette question me taraude depuis une intervention dont je me suis réveillée avec une douleur au bras, une infirmière m'avait dit : « C'est peut-être le fait d'avoir été *attachée* longtemps. » J'étais restée sans voix.

Trois ans plus tard, je profiterai d'une séance de *rebirth* (technique de respiration permettant d'atteindre d'autres niveaux de conscience) pour aller à la rencontre de ce moment-là. Je pensais découvrir des sensations traumatiques, aider mon corps et mon esprit à les évacuer, et toute autre chose m'est apparue. Je me suis vue dans un état entre deux mondes, consciente, un peu comme sous hypnose, avec un ressenti de mon corps différent et accueillant des images de plus en plus précises. Soudain, j'étais dix centimètres au-dessus de mon corps, allongée, et le calme régnait autour de moi et en moi. Au-dessus de moi, des gestes lents et précis, de la douceur, du calme. Des masques verts ou bleus, d'autres colorés. Tout le monde est concentré sur ce qu'il fait. Un ballet où chacun se soutient et agit ensemble... pour qui ? Pour moi ! Pour ma santé, pour enlever les lésions de cette maladie, pour décoller mes organes agglutinés les uns aux autres, pour supprimer ce nodule qui fait mal. Je réalise que je suis calme moi aussi, que je regarde, que je n'ai aucune peur, aucune douleur. Au moment de cette vision, je ressens de la gratitude, un immense sentiment de gratitude pour ces personnes qui ne me connaissent pas, mais sont aux petits soins pour moi. Pour ce chirurgien qui ne bâcle pas son travail, si perfectionniste que je peux me laisser aller en confiance. Lorsque je reviens à moi, dans cette séance de rebirth, les larmes coulent doucement sur mes joues et je me sens bien.

Le réveil de l'anesthésie

En revanche, le réveil est nauséeux, comme d'habitude. Et comme d'habitude, quelques heures après le retour dans ma chambre, j'entends le traditionnel : « Bonsoir Mademoiselle, avez-vous envie d'une biscotte ou d'un yaourt ? » Ça, c'est un truc qui me rend folle (et celles et ceux qui me connaissent bien doivent sourire en m'imaginant à cet instant-là), mes yeux deviennent noirs et je sens monter une Peggy désagréable et revendicative.

Pourquoi, non, mais pourquoi les hôpitaux s'obstinent-ils à proposer des aliments inflammatoires à tous ceux qui sortent de chirurgie ? Et pourquoi la nourriture proposée est-elle aussi riche en protéines animales, en produits laitiers, en sucres raffinés et aliments industriels. Il y a des progrès, mais c'est encore la « misère », alors qu'on est dans le lieu même où le corps est central et avec lui, la santé et les maladies. Ça me choque. Toujours. Et moi, je fais aussi des progrès, je dis simplement « non, merci » et accepte avec plaisir la tisane.

Pour la petite histoire, lorsqu'on m'a demandé si j'avais un régime spécial, j'ai répondu « végétarien, sans produits laitiers, sans gluten et sans soja ». Mon menu quotidien s'est donc composé de compote, riz blanc ou pommes de terre à l'eau, légumes, polenta à l'eau et poisson à la vapeur. Après quelques jours, je n'arrivais plus à avaler. J'ai demandé à bénéficier d'un autre menu, car je voyais ma voisine de chambre manger des plats qui auraient pu me convenir. Mais cela imposait à la nutritionniste de se déplacer pour les adapter et comme je n'avais pas d'allergie ni de maladie liée à l'alimentation, ce n'était pas possible.

Vous qui travaillez dans le milieu hospitalier, s'il vous plaît, faites bouger les choses, même si c'est très compliqué de faire évoluer de grandes institutions bien rodées. Et quand vous proposez à quelqu'un comme moi ce petit yaourt ou cette biscotte industrielle, imaginez à quel point c'est dur, avec la fatigue et après une telle épreuve, de réprimer ses émotions. Je l'ai fait à chaque fois en remerciant poliment alors que j'avais envie de hurler « Non, votre yaourt, vous le voulez dans la…, je fais attention à ma santé, moi, surtout après une opération qui est la cerise sur le gâteau et après des années de ce régime qui a prouvé son efficacité. » Là encore, une petite mention aux amis, à la famille et aux followers bien intentionnés qui m'ont dit « Oh, mais c'est super, après cette opération, tu vas pouvoir manger de tout sans t'en préoccuper ! » Eh bien, non !

Non, car ce n'est pas parce qu'on n'a plus de lésions, plus de traces de maladie et qu'on se sent mieux qu'on peut manger n'importe quoi. Le corps est précieux et on doit se donner de l'amour. Quand on aime, on donne le meilleur pour que le corps panse ses plaies et ses cicatrices. Pour se reconstruire, il a besoin d'une bonne énergie.

Quand on passe par ce chemin-là, on sait que la maladie est arrivée comme un message, pour dire « reviens vers toi, oui, toi, celle que tu es, pour de vrai, là, au fond », mais aussi « prends soin de toi et arrête de faire n'importe quoi, de te négliger, de te nourrir de cochonneries qui ne t'aident pas à préserver ta santé ! » Retrouver l'équilibre et le maintenir, c'est ce que mon corps m'a demandé et non de jouer continuellement à la roulette russe.

Les effets postopératoires

Après cette première soirée et cette tisane bue avant de dormir, accompagnée d'une petite biscotte sans gluten sortie de mon tiroir à provisions, j'ai vécu la suite postopératoire habituelle. Les douleurs dans les épaules provoquées par les gaz utilisés pour gonfler mon ventre comme un ballon et faciliter le travail chirurgical. Ces douleurs sont oppressantes, elles enserrent mes épaules comme des courbatures ou des contusions. Mes pieds sont emmitouflés dans des chaussons reliés à une machine qui fait un bruit d'enfer. Dans quel but ? Stimuler la circulation et masser les extrémités après des heures d'engourdissement. Et pour achever le tableau, ma voisine de chambre ronfle.

Le lendemain, d'autres douleurs bien connues se réveillent, mon abdomen est engourdi, un peu comme avant les règles ou après une grosse gastro. Mes petites cicatrices disséminées de chaque côté du ventre, au-dessus du pubis et dans le nombril commencent à tirer, puis à gratter. Mon système digestif, mis à l'arrêt par l'anesthésie pendant une dizaine d'heures, se remet en route avec peine. Je suis constipée, mon ventre est dur et gonflé, mais lorsque les médecins le palpent, ils sont rassurants, tout va bien et les signes sont normaux pour ce type d'intervention. Alors, je bois du sirop de figues, réputé laxatif, pour gagner un peu de confort.

Je retrouve aussi des inconvénients oubliés, le manque de sommeil et une fatigue intense. La fatigue des petites nuits, le stress qui me tient éveillée tard. J'ai découvert ensuite, au gré de mes lectures, que ces symptômes sont liés à un système nerveux très réactif après l'intrusion et le stress physique que représente une opération autant que par le changement d'environnement. Cette fébrilité m'empêche de lire et d'écrire, elle m'empêche aussi de profiter des visites.

Les visites

Quand on sort d'une lourde opération, les visites, c'est compliqué. Chaque fois, je suis ravie qu'on pense à moi, de voir arriver ma famille, mes copines et mes collègues avec de belles intentions. À chacune de mes hospitalisations, j'ai reçu des super bouquins, des smoothies, des biscuits (que je peux manger, car adaptés à mon régime). Quelle chance d'être entourée de personnes en or !

C'est tellement frustrant. Je m'ennuie, j'ai hâte que viennent me voir mon amie, ma collègue, les copains, mon mec, ma mère, mon père, ma grand-mère, mon frère, bref, la personne qui m'a écrit qu'elle venait... Et, quand ils sont là, au bout de 5 minutes, je suis épuisée, je n'ai plus l'énergie de parler et encore moins l'énergie d'écouter. Je suis là, à moitié présente. Les visiteurs s'en aperçoivent toujours et ne restent pas longtemps. Puis ça recommence, je n'ai aucune envie de faire quoi que ce soit, je me sens seule et je regrette que mes visiteurs soient déjà partis.

Une seule exception, mon partenaire. Il vient tous les soirs après le travail, m'apporte parfois un dîner, on mange ensemble, puis il reste à côté de moi. Souvent, on ne parle pas et je ne me fatigue pas. On regarde des banalités à la télé et c'est bien ainsi. Je suis moi, épuisée, inutile de parler à quelqu'un qui me connaît par cœur et qui reste là juste parce qu'il m'aime, parce qu'il partage la même solitude en ce moment et que c'est aussi pour lui un moment important de la vie.

On n'y pense pas quand on est hospitalisé, on est focalisé sur sa souffrance, mais l'autre, le partenaire de vie, se sent aussi perdu(e), ses repères changent, il ou elle rentre seul(e) à la maison, dort seul(e), puis il y a l'inquiétude, l'inquiétude pour le malade, l'appréhension avant l'opération, l'attente interminable pendant, les craintes après, au moindre symptôme : j'ai vu ça tant de fois dans ses yeux. Alors palme d'or pour les conjoints, les familles, les enfants, les proches qui aident à traverser ces épreuves, impuissants devant la maladie, les peurs, la souffrance et impuissants face au corps médical.

Des complications

Le lendemain de l'intervention, on enlève la sonde urinaire. Seulement il y a un problème, je n'urine pas, j'ai super envie, mais rien ne vient. Je fais un « bloc » comme ils appellent ça, ma vessie est trop remplie et se fige, ce qui peut être dangereux. On me remet la sonde. Je dis « on », car une infirmière essaie, puis une autre et une autre encore. Après plusieurs tentatives infructueuses et douloureuses, le gynécologue le fait en deux secondes, un peu exaspéré, mais certainement moins que moi à ce moment-là. Deux jours plus tard, on m'enlève à nouveau la sonde, mais le problème demeure. Inquiétude des médecins ! Le spécialiste qui m'a opérée décide que je garderai cette sonde quinze jours environ et que je dois prendre un traitement pour soutenir ma vessie qui semble ne plus fonctionner.

Deux semaines de sonde, c'est une expérience. D'abord avec une poche que l'infirmière vide, puis, lorsque je suis plus à l'aise pour marcher jusqu'aux toilettes, je le fais moi-même. L'étape suivante me redonne un peu d'autonomie avec des exercices à faire : plus de poche, mais je garde le tuyau de la sonde fermé par un robinet. Quand l'envie d'uriner se fait sentir, je vais aux toilettes, j'ouvre le robinet et récolte mon urine dans un pot pour que les infirmières puissent en noter la quantité. Celle-ci a mis quelques jours à redevenir normale. Je rééduque en douceur ma vessie et rentre à la maison avec ma sonde que je trouve, au final, super pratique quant à la propreté des toilettes. Partout où je vais, je sors mon tuyau.

Un retour à la maison écourté

Après une bonne semaine d'hospitalisation, je rentre à la maison. Merveille, tout est propre, le réfrigérateur est plein, ma mère a fait de la soupe et on a pris une femme de ménage.

Comme je l'ai dit plus haut, j'ai choisi la voie de l'acceptation, mais, pas tout de suite, ça aurait été trop facile. Sur ce chemin, on a souvent besoin de revivre plusieurs fois les mêmes situations, parfois sous la même forme, parfois différemment. Ici, la vie a décidé de me mettre aux prises avec une nouvelle épreuve, bien plus tôt que je ne l'imaginais.

Tout allait bien, abstraction faite de la sonde urinaire. Mais un soir, j'ai de la fièvre, un peu, et j'ai mal, un peu, puis beaucoup. Des coups de poignard bien violents sur le côté, des coups que je connais bien.

Après une petite nuit et une température qui ne cesse de monter, je vais aux urgences. Là, c'est la panique, pour moi comme pour les médecins. Un taux d'inflammation très élevé et, une IRM plus tard, il paraît qu'il y a du liquide qui n'est pas à sa place. L'interne soupçonne une rupture du côlon. Ce risque était présent à 80 % lors de ma précédente intervention étant donné que le nodule y était collé et commençait à l'envahir. Je m'effondre, j'en ai assez, dès que je vais mieux, ça recommence. Tous mes efforts alimentaires et d'hygiène de vie, tout ce que j'ai changé, approfondi, géré, analysé et ce que j'ai compris jusque-là seraient inutiles ? Je suis découragée, découragée et en colère contre ce corps qui ne réagit pas comme je pense qu'il le devrait. J'avais pourtant tout préparé, tout devait aller mieux. Contrôle, toujours.

Un « petit » interne, je l'appelle ainsi, me dit qu'il va m'opérer, que le risque est de perdre la trompe et l'ovaire restants. J'y suis prête, mais pas de cette manière et pas avec lui. Je veux mon chirurgien, le seul en qui j'ai confiance, qui est si méticuleux et si rassurant. Je dis alors au « petit interne » que si je perds mon ovaire et ma trompe à cause de lui, je lui en voudrai personnellement, ce qui ne sera pas le cas avec mon cher Professeur. Il me répond mot pour mot « vous savez, ce n'est pas grave, aujourd'hui, il y a la procréation médicalement assistée ». Il ne m'a pas opérée, j'ai mis tout le monde les pieds au mur, c'était mon chirurgien ou rien. Ils l'ont appelé. Vingt minutes plus tard, le « petit interne » me dit qu'on va m'endormir et commencer, car mon chirurgien arrive. Je n'en peux plus, je refuse calmement, personne ne m'endormira avant que je l'aie vu.

J'attends une heure. Une heure en salle d'opération avec toute une équipe prête autour de moi. J'étais dans un sale état. Il est venu. Non seulement il est venu alors que j'étais allongée au bloc, l'anesthésiste prêt à dégainer, mais il m'a remercié avec ces mots-là dont je me souviens si bien « merci de les avoir fait attendre, je n'aime pas qu'on passe avant moi et qu'on bâcle mon travail, on y va, courage ». Je me suis endormie sereine.

Au réveil, surprise, pas de poche pour éliminer. Il ne s'agissait pas de mon côlon ni de selles répandues dans l'abdomen, cette triste réalité que vivent beaucoup de femmes souffrant d'endométriose à un état avancé. C'était ma trompe droite. Une salpingite, une grosse infection de la trompe de Fallope. Pourquoi ? Comment ? Le chirurgien ne comprend pas, c'est une partie qu'il n'a pas touchée au cours de la précédente intervention. Je ne comprends pas non plus, je ne comprends plus ce corps qui réagit si brusquement, qui me secoue dans mes derniers retranchements. Mon ovaire est toujours là, « en bon état », ma trompe est un peu abîmée, ils ont fait au mieux, mais ne me garantissent rien, il faudra faire des tests.

Des tests pour voir si l'unique trompe qui me reste, qui me permettrait de devenir maman naturellement, est perméable et fonctionnelle. Des tests pour voir si un ovule fécondé pourrait y passer et si un embryon créé par la magie de la nature et non par la science pourrait ensuite s'implanter dans l'utérus. En effet, les médecins, comme les femmes qui ont eu la même expérience, disent qu'après cette opération, les six mois qui suivent, ou plutôt les trois mois qui suivent les trois premiers mois de convalescence, de traitement et d'abstinence, sont le moment où une grossesse naturelle a le plus de chance d'arriver. Et là, cette histoire de trompe pourrait me voler cet espoir.

Je pleure beaucoup et pour la première fois, un chirurgien, grand spécialiste européen, prend le temps de s'asseoir sur mon lit, de poser sa main sur mon genou et de me dire simplement « ça va aller ». Eh oui, ça va.

C'est reparti pour un tour : on se lève à l'aide de ses bras, on marche comme une petite vieille, on n'aime pas la nourriture de l'hôpital (même si, à Genève ce n'est pas si mal, comparé à ce que me racontent beaucoup de femmes en France). C'est reparti pour des petites nuits. Pour la peur au moindre symptôme. Pour la prise de température tous les quarts d'heure et pour le nettoyage intensif des WC, des lavabos, des poignées de porte à chaque utilisation. Oui, j'ai presque des tocs pendant mes hospitalisations, mais à force d'infections, je ne sais plus si c'est mon corps, l'hygiène hospitalière ou les deux qui me font agir ainsi.

Cette fois, je ne contrôle rien et je commence à lâcher prise.

Mon corps est plus intelligent que je ne le pense. Quand je ne suis pas à l'hôpital et n'ai pas de traitement, ce qui est le cas depuis un bon moment maintenant, je me sens bien ! Mais dès que je prends des traitements et autorise la médecine traditionnelle à toucher ma chair, à l'intérieur, je réagis avec force, mon corps lutte contre cette invasion.

Les crises de guérison

Plus tard, pendant ma convalescence et au fil de mes lectures, je découvre ce qu'on appelle les crises de guérison et je suis fascinée.

Mon corps fait peut-être des crises de guérison.

Cela se produit à l'occasion d'un jeûne qui a été physiquement difficile, avec beaucoup de vertiges, de faiblesses et de nausées. Lorsqu'il est terminé, j'en ressens très vite les bienfaits : énergie, peau parfaite, disparition des douleurs dues à une tendinite au poignet qui m'ennuyaient depuis des mois. Je suis ravie, puis, peu à peu, des symptômes variés apparaissent, une toux avec expectoration pendant dix jours, des nausées de temps en temps, des petits boutons sur le visage, une journée avec des vertiges, une nuit avec des vomissements ainsi qu'une légère fièvre qui revient quotidiennement, une heure environ tous les après-midi, pendant cinq jours.

Premier réflexe : ce jeûne ne m'a pas fait de bien, j'ai affaibli mon corps et mon système immunitaire. Je tombe alors sur un article parlant des crises de guérison et j'y découvre la description des symptômes qui se manifestent chez moi depuis quelques jours.

Avec beaucoup d'intérêt, je vais plus loin et je me souviens qu'à chaque changement majeur sur le chemin de ma santé, j'ai eu des moments de doute : régime drastique et réapparition de douleurs, thérapies intenses et traitement naturopathique suivis d'un passage aux urgences... Je suis passée par ces périodes d'incertitude : « tout cela est-il vraiment utile ? », « retour à la case départ », « de toute manière, je suis malade et ça n'y changera rien, alors, autant manger n'importe quoi et vivre comme avant... ».

Je me pose même la question de mes « réopérations » pour cause d'infections et de fièvre postopératoire ? Et si ces périodes avaient été chaque fois des crises de guérison ? Ou bien était-ce des réactions violentes du corps contre l'accumulation de douleurs et l'intrusion chirurgicale ? Peut-être que mon organisme gérait tout simplement le changement comme il le pouvait.

Et si le fait de tenir le coup plus longtemps, de ne pas reprendre de traitements de temps en temps parce que, mince, j'ai plein de boutons et mal au ventre avait pu accélérer le chemin vers la guérison ?

Une foule de questions se bousculent dans ma tête... Je pense à mon job de travailleuse sociale auprès de familles en difficulté et une logique me vient : quand les toxicomanes cessent de prendre les substances dont ils sont dépendants, ils ne vont pas tout de suite mieux, ils en bavent avec une multitude de symptômes physiques absolument terribles qui s'interrompent immédiatement dès qu'ils reprennent la substance à laquelle ils sont addictifs. Nausées, fièvres, claquement de dents, vertiges. Pour nous, c'est une dépendance aux médicaments, aux toxines, à la malbouffe, à l'alcool, aux cigarettes et j'en passe... Lorsqu'on s'en abstient, il est sans doute logique de passer par un état de manque pendant lequel le mal s'intensifie avant de disparaître.

Lors d'une crise de guérison, le corps élimine la maladie et les blessures, il se nettoie, s'assainit. Ce processus d'élimination permet d'extraire les toxines accumulées et les tissus dont le corps n'a plus besoin. La crise de guérison, dans ce processus d'élimination, réactive des douleurs du passé que l'on croyait réglées, c'est un signe que le corps se guérit une fois pour toutes. Les signes peuvent donc être une aggravation de l'état initial et des symptômes de la maladie avant d'aller vers une amélioration, puis une disparition totale.

Comment ça marche ? Lorsque l'on prend sa santé et son bien-être en main, on donne de nouvelles informations à l'organisme qui se modifie en conséquence. Son fonctionnement n'est plus le même en raison des modifications entreprises avec l'alimentation, les thérapies ou un changement de vie et d'état d'esprit. Les mémoires cellulaires du corps sont donc modifiées et les informations qui n'ont plus lieu d'être sont libérées, soit éliminées soit transformées lors du renouvellement cellulaire qui se fait chez chacun d'entre nous toutes les trois semaines environ.

Les crises de guérison peuvent être impressionnantes, faire peur, mais aussi décourager, car l'on se dit, si le corps manifeste à nouveau des douleurs et des symptômes bien connus, que tous ces efforts n'ont servi à rien. Pourtant, il ne faut pas lâcher, à moins, bien sûr, d'une urgence vitale. Patienter quelques jours et continuer à soutenir le corps. Éviter de « retomber » dans les traitements immédiats, les anti-inflammatoires, les antidouleurs, la pilule ou autres qui ne feront que ralentir le processus de guérison et mettre à nouveau un pansement sur ce qui est là et souhaite s'exprimer.

Les réactions physiques et psychiques qui peuvent découler d'une crise de guérison indiquent généralement qu'un travail profond est en cours, qu'il faut soutenir avec du repos, une alimentation saine, variée et nourrissante ou encore un jeûne accompagné.

Bien sûr, si les symptômes sont très importants, ce sont des hypothèses à voir avec les médecins et comme il n'est pas possible de les vérifier, elles sont à prendre avec mesure. Depuis, quand j'ai des symptômes je me dis d'abord que mon corps se réajuste ou encore qu'il m'envoie un message. Depuis le temps que je suis suivie pour l'endométriose, je sais reconnaître les signes d'une urgence. Si l'on pense qu'il s'agit d'une crise de guérison, il est essentiel de rester prudent pour accompagner son corps avec justesse vers la bonne décision : attendre ou consulter.

J'encourage le travail sur soi, la symbolique liée aux maladies, les approches holistiques, l'écoute du corps, mais je suis reconnaissante à la médecine traditionnelle allopathique sans laquelle je ne serais pas là aujourd'hui.

Ce n'était peut-être pas des crises de guérison, mais des bactéries qui circulaient en milieu hospitalier, bien connu pour être l'un des lieux où l'on peut attraper ces « petites joies », surtout quand le système immunitaire est affaibli. C'était peut-être mon corps qui réagissait massivement aux heures d'anesthésie, à l'intrusion et à la dissection des chairs. Je ne le saurai jamais.

Magie du corps, magie de la nature, magie de la vie. Je ne comprends pas tout, mais je suis sûre d'une chose aujourd'hui. Si mon corps ou plutôt si JE suis capable de créer autant de symptômes, autant de lésions, autant de tissus qui ne devraient pas exister, alors, JE suis capable de me débarrasser de tout ça, de reconstruire des tissus, de créer des cellules et de guérir de la même manière. Magie du corps, magie de la nature, magie de la vie.

Un changement de vie

La convalescence

Ma deuxième convalescence est longue, mon corps se remet lentement, très lentement.

Je vis pendant quelques semaines avec une sonde urinaire, le temps que ma vessie apprenne à fonctionner seule, un dispositif également soutenu par un traitement. Lors du premier contrôle médical, l'appareil urinaire est supprimé et l'arrêt des médicaments préconisé, car tout semble fonctionner correctement, à quelques exceptions près. En effet, j'ai tout de même besoin d'aller uriner plus souvent, ce qui n'était pas le cas auparavant. Je dois prévoir des pauses plus fréquentes lors des trajets en voiture, et cet inconvénient se maintiendra dans le temps. Puis, lors des mois suivants, j'ai quelques petits incidents, des fuites qui m'obligent à aller régulièrement aux toilettes. Je dois sortir avec culottes et leggings de rechange pour pallier cette absence de contrôle des sphincters. Il n'est pas facile d'en parler, c'est un sujet tabou. Cette peur du « pipi dans la culotte » fait resurgir la honte du petit enfant qui n'a pas su se retenir. Je découvre aussi ce que vivent de nombreuses femmes dont la vessie est touchée par une maladie.

Sur le plan digestif, la remise en route des organes est longue. Les seize heures d'anesthésie ont ralenti leur fonctionnement. Les antibiotiques les ont aussi privés des bonnes bactéries utiles au transit. J'absorbe donc des probiotiques afin de restaurer la flore intestinale et prends mon mal en patience. Après une phase de constipation, je connais des situations d'urgence où je dois courir aux toilettes. Mon système digestif s'est remis en route, mais mes intestins et mon rectum doivent s'adapter à une nouvelle donne : la place laissée libre par l'ablation du nodule a généré une accélération de mon transit, ce dont je n'ai pas l'habitude, et me vaut parfois de courir aux toilettes. Je ne sors plus beaucoup, car cela m'angoisse. Je découvre, encore une fois, pendant un mois, ce que vivent de nombreuses femmes au quotidien.

Je suis fatiguée, extrêmement fatiguée. Je dors beaucoup, pour récupérer des insomnies de l'hôpital. J'ai perdu beaucoup de poids et mon énergie est très faible. J'organise mes journées de façon à préserver le peu qui me reste : une courte promenade dans le quartier pour prendre l'air, une sortie à la poste ou une petite course au supermarché, c'est le maximum dans une journée. Je suis éreintée si je sors plus et plus longtemps. Chaque petite tâche m'épuise. Je n'ai le droit de porter aucune charge, ni celui de passer l'aspirateur, ni l'autorisation de prendre un bain ou d'avoir de rapports sexuels, tout cela pendant près de deux mois.

J'ai mes premières règles postopératoires. Le sang se met à couler et je m'inquiète avant de réaliser que c'est bien la date prévue du retour de cycle et que ce sang si rouge est naturel. Plus surprenant encore, il n'est accompagné d'aucune douleur. J'ai, pour la première fois, des règles normales et, comme je n'ai jamais connu ça, ma première action est d'appeler mon infirmière pour savoir ce qui se passe.

On est fin novembre et, pour moi, c'est la meilleure période pour se remettre d'une opération. Il fait froid, gris et les journées sont courtes. En novembre, tout le monde rêve de cocooning, de rester sous la couette, de dormir, de regarder des films, de partager un goûter au chaud avec les copines. Et moi, j'ai la possibilité de vivre tous ces bons moments avec zéro culpabilité.

Arrive ensuite décembre avec ses après-midi à me gaver de films de Noël. Et si ces films ne sont pas votre tasse de thé, allez sur les plateformes légales de streaming, les formations en ligne et, bien sûr, la lecture. Entre deux films de Noël, c'est aussi l'occasion pour moi de faire du shopping en ligne et de trouver de chouettes cadeaux pour tous ceux qui m'ont soutenue récemment. Et pour celles qui n'aiment pas Noël ? Une super excuse pour ne pas offrir de cadeaux ! « Je me suis fait opérer il y a un mois, je ne pouvais pas courir les magasins et prendre le risque d'être bousculée ni de me fatiguer plus que je ne suis déjà », « Oh, le shopping en ligne ? Mais pourquoi n'y ai-je pas pensé !? » Je fais partie de la catégorie des gens qui adorent Noël, mais je n'aime pas la foule, cette période était idéale pour ma convalescence.

Je bénéficie de deux mois d'arrêt de travail et ce n'est pas superflu. Après une telle opération, la fatigue est intense, les douleurs mettent du temps à s'estomper, les tissus à bien cicatriser, à l'extérieur et surtout à l'intérieur. Lorsqu'on touche ainsi aux organes, on modifie ce que le corps a mis des années à mettre en place, il faut respecter le temps de restauration et d'adaptation de l'organisme. Se remettre d'une anesthésie et d'une chirurgie requiert énormément d'énergie, il faut donc l'économiser et ne pas se jeter trop vite dans la course effrénée du quotidien, du travail et des activités physiques.

Honnêtement, je n'aurais pas été capable de reprendre un rythme intense plus tôt. Certes, il y a la fatigue et les douleurs liées aux tissus qui ont été malmenés. Il y a aussi les désagréments de la sonde urinaire, qui supposent d'aller à heures fixes aux toilettes avec une alarme afin de ne pas oublier, et les réactions imprévues de mes intestins. Il faut bien deux mois pour que tout rentre dans l'ordre. Imaginez-vous vivre ces situations sur votre lieu de travail ? Éviter tout ce stress et prendre le temps de se rétablir est une nécessité. Je profite donc de ces deux mois pour dormir, pour lire, écrire et poursuivre mes études de coaching en santé et nutrition. J'essaie encore de comprendre le fonctionnement de mon corps et comment tel ou tel aliment a un effet positif sur ma santé et me permet de mieux vivre au quotidien.

Depuis que j'accompagne des femmes sur ce même chemin, je vois les différences qui existent d'un pays à l'autre et je réalise ma chance d'être Suisse, d'avoir été suivie et opérée dans ce pays. Il existe de nombreux et bons spécialistes en France, mais ce sont surtout les noms de deux chirurgiens suisses (dont le mien) qui se transmettent dans le cercle des femmes diagnostiquées avec une endométriose. C'est pourquoi certaines d'entre elles préfèrent financer elles-mêmes les consultations et les soins pour être suivies et opérées ici.

Le séjour minimum observé en Suisse pour une intervention liée à un kyste ou pour une cœlioscopie d'investigation est de trois jours environ, alors qu'en France, il se pratique souvent en ambulatoire, sur une seule journée. En outre, les Françaises doivent en général reprendre le travail assez vite, ce qui remet en cause les bénéfices de l'intervention, leur corps n'ayant pas le temps de cicatriser, de récupérer et de retrouver de l'énergie. Je souhaite qu'il y ait des améliorations pour vous, les Françaises. Quant à moi, je suis reconnaissante du bon système de santé de mon pays.

Les rencontres avec des femmes atteintes d'endométriose

J'ai rencontré certaines d'entre vous, en ai accompagné d'autres, j'ai échangé par écrit avec beaucoup et vous m'avez peut-être déjà lue ou écoutée. Créer un blog a été pour moi un début d'aventure extraordinaire, il m'a permis de rencontrer des femmes exceptionnelles et de me sentir moins seule. Cela me donne envie de parler du soutien dont on a besoin quand on est atteinte d'endométriose. Au début, on se sent seule, puis, peu à peu, on fait des recherches et on crée sa tribu. Sur mon blog, sur Instagram ou encore sur Facebook, j'ai découvert une grande communauté de femmes qui souffrent de la même maladie, des mêmes peurs, des mêmes colères, des mêmes problèmes de couple, de fertilité, de solitude, d'incompréhension et parfois même de maltraitance médicale. Les mêmes traitements, les mêmes douleurs, la même fatigue, la même souffrance.

J'ai envie de parler d'elles, car elles m'ont soutenue avant et après les opérations par tant de petits mots adorables, d'attentions de tout instant, de demandes de nouvelles. Ces femmes qui savent.

C'est la magie des réseaux sociaux et d'Internet. Ne pas être seule, rencontrer des femmes qui vivent la même chose en même temps. Des histoires toutes semblables, pourtant toutes différentes. Grâce au travail d'accompagnement que je propose aujourd'hui, je réalise qu'il y a des points communs très forts entre nous : l'adaptation aux autres, l'hypersensibilité, la peur de décevoir et d'être rejetée si on exprime ses émotions, un besoin de perfection, de prouver qu'on est à la hauteur, mais aussi une difficulté à demander de l'aide, une tendance à vouloir tout gérer seule. Nos histoires sont différentes, mais je sais que chacune de vous peut se retrouver un peu dans mon récit.

Le soutien que chacune apporte aux autres est important. Il est précieux de pouvoir s'identifier, de voir qu'on n'est pas folle, mais aussi de bénéficier de toutes les expériences et de s'entraider.

En écrivant ses mots, je pense à mes « copines » de parcours rencontrées principalement sur Instagram. Certaines ont été là un temps, puis nos chemins se sont éloignés, car nos valeurs n'étaient pas les mêmes et nous avions parfois des façons différentes de voir la vie et la maladie. D'autres sont toujours là, j'en ai rencontré quelques-unes, et avec certaines, comme ma chère Ilia, nous sommes devenues des amies proches, nous avons élaboré des projets, car nous

nous sentions investies de la même mission de partage autour de cette maladie ou simplement autour de la féminité afin d'éveiller les femmes à elles-mêmes et à leur pouvoir de guérison et de création.

Je pense aussi à Sela, qui en 2013 avait passé la tête de l'autre côté du rideau – nous partagions la même chambre d'hôpital – après avoir entendu mon compte rendu postopératoire et m'avait dit « toi aussi, tu as de l'endométriose ? C'est la première fois que je rencontre quelqu'un qui a la même chose que moi ». Nous avons passé trois jours ensemble, c'était il y a 7 ans. Nous sommes toujours amies et nous poursuivons en parallèle ce chemin qui nous a liées. Il y a aussi celles que je côtoie au quotidien et avec lesquelles j'ai découvert, par hasard, ce « malheureux » point commun. Il y a encore mes amies qui ont déclaré la maladie après moi. Toutes des femmes incroyables et merveilleuses. Certaines d'entre elles, comme Emmanuelle, sont maman maintenant alors que ça n'était, paraît-il, pas possible. Depuis la création de mon blog, j'ai lu tellement d'histoires comme la mienne, ça me met du baume au cœur.

Ces rencontres m'ont donné envie de créer des cercles de femmes atteintes d'endométriose, des moments où se rencontrer, où déposer un peu de sa peine, des moments pour s'écouter, se sentir soutenue par d'autres qui partagent les mêmes douleurs, les mêmes peurs et les mêmes espoirs. Je pense qu'il est important de se réunir, de pouvoir se réconforter les unes les autres.

Chez les « endo-girls » – mot actuel pour définir celles qui souffrent d'endométriose – présentes et actives sur les réseaux sociaux, on observe trois manières de vivre cette expérience, trois manières d'en parler et d'en « faire » quelque chose de plus que de la douleur et une maladie. Un clivage se fait peu à peu, que je trouve dommage, mais normal, chacune est là où elle doit être sur ce chemin. Chacune agit à sa façon pour faire connaître cette maladie et soutenir celles qui en souffrent. Chacune avec ses ressources, chacune avec ses histoires, avec une compréhension personnelle de ce qui lui arrive, chacune avec ses « bouées » de sauvetage.

Je vous ai déjà bien parlé de moi. D'autres ont pris le même chemin, à la découverte de la racine de leur mal, refusent les traitements classiques de la médecine occidentale quand ils ne sont pas nécessaires à 100 % et pensent qu'il y a plus que des symptômes à traiter. La majeure partie est cependant consciente que cette médecine nous sauve la vie et qu'elle est nécessaire.

Il y en a d'autres qui expliquent leur parcours en détail, leurs dizaines d'opérations, mettent en lumière les injustices, les douleurs et les incompréhensions devant le corps médical et se soutiennent énormément en échangeant sur les possibilités de traitement, sur les meilleures options pour gérer tant bien que mal l'endométriose.

Il y a aussi celles qui luttent dans les associations pour faire connaître la maladie, pour obtenir des aides, des moyens et des reconnaissances d'incapacité de travail.

Pour moi, ces divergences d'actions sont complémentaires. Elles résultent de différences sur le chemin des émotions. Nous traversons toutes les étapes de ce chemin, le déni, la colère, la non-acceptation, la tristesse, l'injustice, puis la résignation et l'acceptation. Nous restons plus ou moins longtemps dans chacun de ces états émotionnels. En ce qui me concerne, j'ai enfin atteint la dernière étape, l'acceptation. Je lâche prise et je lâche le contrôle.

Toutes ces réactions sont utiles, toutes ces femmes sont courageuses, toutes mènent un combat pour vivre au mieux avec ce qui, un jour, dans une salle de consultation, leur est tombé sur la tête : l'endométriose.

J'aimerais attirer votre attention sur l'idée que le bien-être ne peut venir que de soi. Vous seule connaissez votre corps. Chacune réagit différemment aux traitements, aux douleurs, à la PMA, à la tristesse, à la fatigue, aux chocs, au stress, mais aussi à l'espoir et à l'amour. Si vous avez été diagnostiquée récemment, profitez de toutes les ressources, de tous les soutiens, de tout ce qui a été créé pour aller mieux. Vous aurez peut-être besoin de vous tourner vers l'une ou l'autre d'entre nous, vous adopterez peut-être un modèle de « lutte », de « soutien entre amies malades » ou vous choisirez de vivre cette épreuve un peu plus dans la solitude, l'introspection et l'écoute de vous-même. Vous chercherez vos propres solutions, en échangeant de temps en temps avec des femmes qui vous ressemblent.

Nous avons toutes des points communs, le point nodal étant la maladie. Une femme sur dix en est atteinte (certainement plus, le diagnostic n'étant confirmé que par imagerie ou lors d'une opération). Nous sommes nombreuses, cela représente beaucoup d'avis sur la maladie, sur les traitements, les opérations, les médecins ; c'est aussi beaucoup de souffrances différentes. Malgré tout le soutien que l'on se porte les unes aux autres, quand on se retrouve sur un lit d'hôpital et qu'on a peur, quand on attend le résultat d'un énième test de grossesse, c'est toujours la même solitude. Mais cette solitude est précieuse, elle permet de se tourner vers soi, c'est elle qui fait avancer.

La rupture

Cette longue période de convalescence m'a permis de revenir à moi, de retrouver la forme, de réfléchir à mon envie d'accompagner des femmes à travers le chemin difficile de l'endométriose. Après plusieurs semaines dans mon cocon, j'ai repris le travail, avec plaisir. J'aime ce métier de travailleuse sociale, les bébés qui nous sont confiés et mes collègues, une grande et belle famille que je remercie pour les gâteaux, les cadeaux, les messages, les coups de téléphone, mais aussi pour le challenge qu'a représenté pour moi le fait qu'elles ont toutes fait des bébés en même temps, pendant mes essais infructueux, comme d'ailleurs toutes mes copines presque sans exception.

Une fierté ! Car je me suis souvent dit que c'était injuste et qu'il n'y avait pas de raison que ça ne soit pas mon tour, mais pas une seule fois je n'ai senti de la colère, de la jalousie ou des émotions négatives à votre égard, j'ai toujours été heureuse de vos annonces, de votre sourire et de vos jolis ventres ronds. Merci de n'avoir jamais été gênées de partager votre bonheur avec moi ! Vingt-quatre collègues, quinze bébés en deux ans et même un filleul dans ce petit troupeau ! Vous êtes incroyables, même si vous avez tort sur un point : non, l'eau n'a pas un truc qui rend super fertile dans ce foyer, je la buvais aussi et j'en buvais même beaucoup au cas où.

La vie reprend avec sa routine quotidienne, une vie de convalescence où l'on décide de mettre nos projets de bébé en retrait pour se centrer sur le moment présent, une vie douce et tranquille comme avant. Vraiment comme avant ? Oui, au début, enfin jusqu'en avril 2016.

Je vous l'ai dit, la PMA a été difficile à vivre et c'était le sujet tabou, une pause dans ce projet semblait donc la meilleure solution. Pendant et après mon opération, mon homme travaillait beaucoup, il était fatigué, un peu absent. Après une période intense de travail, nous partons quinze jours au paradis, aux Maldives. Des vacances de rêve, de luxe, des poissons de toutes les couleurs. De bonnes vacances, même si elles sont moins légères que d'habitude. À mes questions de savoir si tout va bien – je sens un voile planer au-dessus de nous – il répond qu'il est fatigué, qu'il veut changer de travail. C'est vrai, vrai comme un burn-out.

Dans l'avion du retour, je me sens bizarre, je n'arrive pas à me projeter, pourtant je suis très douée pour ça. C'est un vendredi, je n'arrive même pas à imaginer notre week-end et j'ai envie de pleurer, pendant tout le trajet. À l'arrivée, nous allons faire des courses, puis il rejoint son club de sport. Pendant ce temps, je ne fais rien, je pleure. Au retour, il pose son sac, debout au milieu de l'entrée, il me dit « je te quitte ». Voilà, ça finit comme ça.

C'était dur, intense, et les phases de deuil dont j'ai parlé plus haut, je les ai vécues à 100 %. Avec un peu d'imagination, vous pouvez faire le parallèle avec ce que chaque personne traverse au moment d'une rupture, le décès d'un proche ou l'annonce d'une maladie ou de toute autre épreuve que l'on traverse un jour dans sa vie.

Les phases de deuil

Le choc, cette seconde à laquelle on ne s'attend pas, ce moment suspendu où tout s'arrête, le monde, le bruit, le temps, la respiration.

Un peu comme l'instant d'un diagnostic.

Le déni, ce moment où c'est impossible, où je me suis sentie folle, où je me suis dit qu'il était fou, qu'il allait revenir demain avec le sourire, que notre vie allait reprendre, avec nos rêves communs. Je pense à un cauchemar, je vais me réveiller, il dormira paisiblement à mes côtés et je sourirai. Un peu comme lorsqu'on essaie de se convaincre qu'on n'est pas malade, qu'on peut vivre comme tout le monde, manger comme tout le monde, faire la fête comme tout le monde sans devoir adapter son mode de vie à son état de santé.

La colère, qui m'a fait balancer le reste de ses affaires et les souvenirs, celle qui m'a fait hurler dans la voiture sur l'autoroute. Enfin, j'exprime mes émotions et pour de vrai ! Puis une autre colère, vis-à-vis de ce moment-là. Le fait qu'il ait décidé de partir au moment où, paraît-il, j'ai le plus de chance d'avoir un bébé naturellement.

Pendant cette phase de colère, j'ai un rendez-vous chez le chirurgien pour le contrôle postopératoire des trois mois. Je ne parviens pas à lui dire ce qui m'arrive, quinze jours seulement se sont écoulés depuis la rupture et je n'ai pas envie de pleurer, je n'ai pas envie d'admettre que j'ai 35 ans et que je suis à nouveau célibataire, que je n'ai plus de projet d'enfant, que ce joli couple, que tout le monde admirait à l'hôpital, n'existe plus. Alors, notre échange reste au plan médical, je lui dis que j'ai refusé la PMA pour le moment, mais aussi l'examen de la trompe. Je suis soulagée que la discussion n'aille pas plus loin. Il affirme qu'il est trop tôt pour que je subisse un nouvel examen, de laisser faire la nature. Il me montre les faire-part accrochés au mur en me disant que ça va arriver. Je repars en larmes.

Je suis en colère contre cet homme que j'aimais tant, car il sait. Il sait à quel point la guérison est importante pour moi ; il sait l'impact du stress sur moi, il avait même fait des recherches sur le sujet pour l'un de mes articles. Ça me met dans une colère terrible. J'ai peur, peur de revenir à la case opération en urgence à cause de cette rupture (à l'époque, je pense ainsi), alors je vais de rendez-vous en rendez-vous pour gérer ce qui m'arrive au mieux. Psychologue, thérapeute en médecine chinoise, ostéopathe, réflexologue, kinésiologue. Mon corps tient le choc, moi aussi.

Cette phase de colère est équivalente à celle que l'on ressent lorsque des douleurs reviennent, que la prise en charge des médecins ne correspond pas à ce que l'on souhaite, qu'on ne se sent pas entendue par eux ni par nos proches, qu'on espère tellement un bébé qui ne vient pas malgré toutes les démarches mises en place.

Nous avons continué de nous voir de temps en temps. J'ai tenté une phase de négociation : « et si on essayait » et si, et si, et si. Mais ça n'aide pas quand la situation n'est pas claire. Vient ce moment où l'autre fait part de ses doutes et de son mal-être. J'ai coupé les liens, clairement, car tout s'embrouillait, il me fallait cesser d'espérer, de me faire des films, et c'était impossible.

Un peu comme l'espoir, après une opération, que la maladie disparaisse d'un coup de baguette magique ou quand on attend d'une séance d'acupuncture, d'un traitement hormonal ou d'un magnétiseur qu'il règle tous nos maux : on s'accroche à l'idée que tout est possible et on négocie fermement pour que ça marche.

Vient ensuite une phase de tristesse, pendant laquelle je verse beaucoup de larmes... Seule, avec mes copines, au travail, avec ma famille, je vais même au Japon pour que mon frère et ma belle sœur me consolent.

Puis, au cours d'un week-end, qui me semble insurmontable, une amie me propose de l'accompagner à un cours de yoga. Au lieu de rester pleurer sur mon sort, j'y vais. Et là... pour la première fois depuis des semaines, pendant deux heures, je ne pense à rien. Le dialogue intérieur cesse. Mon mental s'apaise avec ma respiration, les pensées s'arrêtent, je suis dans mon corps, dans le moment présent, la souffrance disparaît. La magie et le pouvoir du yoga m'emportent ce jour-là et ne me quitteront plus. Je deviens accro et c'est ma nouvelle bouée, je nageote, je me noie un peu dans mes larmes, mais je saisis cette bouée pour un instant, je souffle et je repars. Ce n'est plus un but, c'est juste un sas de décompression. Le yoga m'aide à oublier, à apaiser la souffrance, puis, peu à peu, à simplement être. Être là, maintenant, avec moi. Ne faire qu'un avec mon corps. Enfin !

Je suis encore dans la phase de tristesse, mais elle précède l'acceptation. Je suis malade, j'ai une maladie qui touche la fertilité, je suis profondément triste de devoir traverser cette épreuve et de voir mes proches en souffrir.

Dans la phase suivante, d'expérimentation et d'acceptation, je réorganise ma vie, je repeins les murs de mon domicile, je change le canapé de place, les meubles, la déco, je vois des amis, je m'inscris au yoga et je pars seule en voyage. Pour moi, cette phase se résume ainsi : « d'accord, je suis triste, mais c'est comme ça, et maintenant, qu'est-ce que j'en fais ? » J'ai longtemps pleuré et me suis sentie victime de cette maladie, mais comment puis-je en sortir ? Je mets en place de petites actions, des changements de mon quotidien. Il s'agit de s'adapter pour « vivre avec la maladie » et non « vivre contre elle » ou « vivre malgré elle ».

Tout lâcher

Cette rupture et mon parcours avec l'endométriose me permettent de réfléchir à ce que je veux vraiment vivre et comment j'ai envie de vivre.

Je pars trois semaines en Thaïlande avec mon sac à dos. Là, je sens que je vis pleinement et j'ai envie de me donner les moyens de continuer sur ce chemin. Un soir, devant le coucher du soleil, seule sur la plage, les larmes se mettent à couler, alors, je me fais la promesse de tout lâcher et de partir voyager.

Je rentre en Suisse et, la semaine suivante, j'annonce à ma responsable que je souhaite prendre une année sabbatique et lui demande son avis. Elle en pense quoi ? Que c'est merveilleux, qu'elle ne comprend pas pourquoi je suis la première à le lui demander (peut-être parce que les autres font des bébés... clin d'œil) et elle m'encourage à envoyer une demande aux ressources humaines, avec son soutien.

Ma requête est acceptée à la mi-octobre 2017, je ne travaillerai pas en 2018. Il me reste quatorze mois pour me reconstruire de toutes mes épreuves, quatorze mois pour m'organiser, quatorze mois pour travailler et mettre un maximum d'argent de côté. Au fil du temps, j'abandonne tout. Je vends peu à peu meubles et vêtements, je donne mes livres, je participe à un vide-grenier dans ma ville, j'organise un goûter avec des copines où elles peuvent se servir chez moi en contribuant à mon voyage et en mettant la somme qu'elles désirent dans une tirelire. Puis je vends mon appartement et enfin ma voiture. Je dépose quelques meubles et électroménagers chez une amie qui emménage au moment où je pars. Le reste finit dans quelques cartons et dans la chambre que j'occupe chez ma mère avant le départ.

Quatorze mois pour préparer mon départ. Quatorze mois de folie, car à tout cela s'ajoutent les formations. En janvier 2017, je commence une formation de thérapeute familiale, en lien avec mon travail, qui s'achève en décembre. En juin 2017, je termine le dernier module de ma formation de coach en santé et nutrition. En octobre, j'ai l'idée du programme « 28 jours », qui permet aux femmes de se connecter à leur cycle, à leur corps et à leur féminité. Je crée et écris ce programme en un mois. Et pendant ce temps ? Pendant ce temps, mon site Internet se construit afin que je puisse proposer ce programme et commencer les coachings en ligne, un projet qui me permettra de travailler un peu à distance.

Avec le recul, je réalise que cette période était folle. Avec la vente de mon appartement, un déménagement de la France à la Suisse, toutes les démarches administratives qui l'accompagnent, l'organisation du voyage et un travail à plein-temps, avec des émotions intenses et des horaires irréguliers, je réussis à faire deux formations, à créer un programme et un site Internet. Alors oui, cette période est folle. Le voyage est ma nouvelle bouée, mais cette fois, mon corps va bien, sans doute parce que je suis mon propre chemin, parce que j'ai trouvé ce qui me fait vibrer et ce qui fait sens.

À l'âge de 37 ans, je viens revivre quelques mois chez ma mère et ce n'est pas simple. Cela met des choses en lumière sur mon histoire, sur ma féminité, sur la maladie. Pas simple, mais si précieux. Cela me permet de comprendre tant de choses sur mon histoire familiale, d'observer les relations entre ma grand-mère et ma mère, ma propre relation à chacune d'elles, les blessures qui se réveillent, à quelles occasions et comment. Toutes ces émotions, ces sensations et ces souvenirs sont de précieux indicateurs de l'équilibre et aident à comprendre les liens intrafamiliaux et les transmissions intergénérationnelles.

Six semaines avant le départ, mon grand-père, que j'aime tant, décède. C'est une nouvelle épreuve même si je sais qu'il souhaitait ce départ depuis longtemps. Je culpabilisais de le laisser égoïstement derrière moi pour partir découvrir le monde. Il m'a fait un cadeau, le cadeau de m'enlever cette culpabilité, de ne pas avoir à l'imaginer seul, dans sa maison de retraite, d'être toujours près de moi et de me protéger lors de mes périples à l'autre bout de la planète. Le cadeau de m'envoyer des signes durant ce voyage.

Pourquoi faire le récit de tous ces événements qui précèdent mon départ, quel est le lien avec l'endométriose ? Ils participent tous d'une même frénésie du départ, le stress de l'organisation, les situations compliquées... Je réalise que la maladie ne fait plus partie de ma vie depuis novembre 2015. Cette période intense, qui aurait été très risquée auparavant, se déroule dans l'écoute de mon corps et le respect de ses limites.

Lorsque mon corps se manifeste, tout au long de ces mois de préparatifs et d'expériences diverses, je veille à l'écouter, à le respecter, souvent à ralentir le rythme et il me montre qu'il va bien. Sans symptômes, avec des cycles réguliers et le bonheur même d'avoir mes règles. Pas de douleurs, ni fièvre, ni frayeurs malgré les tourments et les événements des deux dernières années.

Mon corps a tenu le coup, je tiens le coup. Je vois mon chirurgien avant le départ, un peu poussée par ma famille qui s'inquiète des longs mois en Asie avec un système de soins différent, et finalement aussi pour me rassurer. Comme il l'exprime si justement, pourquoi venir alors que je sais que tout va bien ? Peut-être juste pour qu'il me le dise. Peut-être juste pour parler avec lui de mes découvertes, de l'alimentation anti-inflammatoire, de la respiration, du yoga, de voyage et de plongée. Je repars avec l'adresse d'un centre d'apnée en Thaïlande et la recommandation de continuer à utiliser toutes ces clés qui me réussissent, alimentation, yoga et méditation.

On reparle aussi de l'examen de ma trompe droite. Ma réponse est claire et elle l'est toujours, je ne sais pas et, honnêtement, je m'en moque. À ce moment-là, je n'ai pas de projet de grossesse et je pense que si le corps est capable de destruction, il est également capable de reconstruction.

Être en phase avec son corps

Voyager

Je pars confiante, le cœur et le corps légers. Mon voyage va durer plus d'un an, car je prolongerai mon congé avant de finalement démissionner.

Je pars avec deux projets : le premier, suivre une formation pour devenir professeur de yoga, le second, faire du volontariat dans un centre pour éléphants sauvés des réseaux de tourisme.

L'expérience avec le yoga a pour but de vivre mon corps autrement, de lui faire confiance et de l'écouter au fil des jours, de me défier physiquement, d'aller jusqu'au bout, de découvrir mes limites et mes possibilités. Cette pratique est un véritable apprentissage, car je suis confrontée à mes fonctionnements, à l'envie d'être la meilleure, de maîtriser, de contrôler, de m'améliorer. Je suis assez vite tentée de tout lâcher, en pensant que je n'aurais jamais le niveau, car je ne suis pas assez souple. Je me heurte à mes limites, à mon corps qui crie « stop » avec des douleurs et que je dois écouter. Mais je suis ambivalente, j'ai une difficulté à m'arrêter, à me mettre de côté pour regarder, à accepter de ne pas participer pour un temps. Tous ces apprentissages font et sont le yoga, tous ces apprentissages font et sont la vie.

Je termine ma formation et je deviens enseignante de yoga. En allant jusqu'au bout, je découvre quelle enseignante j'ai envie d'être et quel yoga j'ai envie d'enseigner. Je ne veux pas entrer dans la conformité, mais aller vers un yoga plus doux et plus intuitif. Cette décision me conduit à Bali pour suivre deux formations complémentaires en ce sens et apprendre une méthode que je pratique moi-même et enseigne aujourd'hui.

Pour honorer mon second projet, je séjourne au contact des éléphants dans une vallée entre jungle et montagne qui leur est destinée. Ce séjour d'une semaine me fait comprendre l'importance de la simplicité et de l'amour. Pour moi, il n'y a rien de tel que la nature et les animaux pour sentir du bien-être et se dire que le reste a finalement peu d'importance. Dans ce contexte, je sens mon corps se détendre et mon mental s'apaiser.

Le voyage est merveilleux. Il me permet de faire ces formations de yoga, une retraite de *rebirth*, d'aller plus loin sur le chemin de la méditation, de commencer les coachings et l'enseignement, d'écrire des articles et de poursuivre la recherche de l'équilibre et de la guérison pour en faire ma profession.

Ce voyage est aussi merveilleux quant à l'écoute de mes besoins, car lorsqu'on voyage seule, le corps est le meilleur allié. C'est lui qui signale quand il a faim, règle le rythme des activités sur l'échelle de la fatigue, manifeste une attirance pour une personne et nous dit d'en éviter une autre, de choisir cette rue-là ou tel plat plutôt qu'un autre. C'est lui aussi qui suggère le moment de prendre un avion vers de nouvelles aventures.

Ce voyage me donne l'occasion de réfléchir à mon besoin constant de « faire » ! À cette fuite en avant qu'ont été les mois suivant ma rupture et les années qui ont précédé le voyage. Toutes mes formations, le besoin incessant de savoir, de prouver que je suis capable, que mon corps est capable. Il a fallu des mois pour que j'arrête ce cercle infernal. Il aura fallu tout ça, toutes ces expériences, ces épreuves, cette maladie, il aura fallu tout quitter et vivre à l'autre bout du monde. Il aura même fallu passer par des tremblements de terre et un ouragan pour que je réalise, profondément, que je n'ai de prise sur rien et qu'il me suffit de me laisser porter par la vie.

Je suis heureuse. Je suis dans mon corps, pour la première fois. J'ai davantage de sensations, ma pratique du yoga a évolué, pas de la manière dont je le souhaitais, mais mes mouvements sont fluides, je me laisse emporter, je danse, je bouge, j'aime, je ressens l'énergie qui parcourt mon corps, je m'arrête, souvent. J'ai compris beaucoup de choses depuis que j'écoute et prends le temps, les secrets entre mon corps et moi, les secrets si simples sur sa manière de fonctionner, de protéger mon ventre, de me protéger. J'ai écouté et j'ai pleuré, puis j'ai souri. J'ai compris et je dis merci. Je m'arrête quand une émotion survient, je la regarde, sans chercher à l'analyser, puis je l'accueille et elle s'en va. Parfois, je verse une larme... Pourquoi ? Je ne sais pas. Et alors ?

Quand je suis essoufflée, quand je me cogne l'orteil, quand je marche, je suis consciente, je m'arrête, je prends le temps de dire « je t'écoute » et c'est merveilleux.

Rencontrer

Ce voyage m'a offert des rencontres essentielles et des amitiés précieuses, il m'a permis de croiser des enseignants extraordinaires, des hommes qui ont guéri mon cœur que je ne souhaite plus protéger de la même manière. Je vis, je communique, je lâche prise. Comme c'est bon et léger ! Mon cœur a recommencé à battre plus fort.

J'ai rencontré des gens de diverses cultures, des personnes singulières, mais avec ce même désir, celui d'être aligné, de vivre au plus juste, avec ce que nous sommes, avec l'envie d'être soi, libre, curieux, de s'adapter à d'autres cultures, de comprendre les autres et de les respecter dans leurs différences.

J'ai rencontré des femmes qui souffrent d'endométriose et d'autres qui soupçonnent qu'elles en sont atteintes. J'ai rencontré des femmes qui travaillent avec le féminin, organisent des retraites, des formations et des festivals et proposent de précieux outils pour lier les femmes entre elles et les conduire plus loin dans la connaissance et le respect d'elles-mêmes. J'ai participé à des cercles de femmes et appris à les animer, j'ai ri, souri, pleuré, serré très fort, compris tellement de choses dans ces moments merveilleux où je pouvais voir la beauté et la puissance de chacune dans leurs histoires de vie compliquées et leurs blessures. J'ai redécouvert cette douceur d'être une femme à travers toutes les autres, si uniques, si différentes et pourtant si semblables.

Je me suis aussi réconciliée avec les hommes. En Inde, j'ai appris à faire confiance à des inconnus, à me faire des amis de différentes cultures. J'ai vu qu'une amitié forte pouvait se tisser entre un homme et une femme, sans autre enjeu. J'ai su que je pouvais encore tomber amoureuse et que c'est chaque fois un peu mieux et sans réel danger. Et surtout, j'ai pris conscience que je peux vivre mon corps et ma sexualité différemment, sans contrôle ni tensions et que la maladie n'a aucun impact sur ma relation amoureuse.

Quand je rencontre des gens, hommes ou femmes, je parle facilement de l'endométriose. J'en ai parlé à l'homme avec lequel j'ai vécu plusieurs années, mais aussi avec mon dernier partenaire, parce que ça fait partie de moi et de ma vie. Le fil conducteur est simple, en général, lors d'une rencontre, chacun parle de sa vie et de ses projets, et comme les miens sont liés à l'histoire de mon corps et à cette maladie, il m'est aisé d'évoquer ce sujet, de répondre aux questions et d'en susciter d'autres sur le cycle, sur la fertilité et même de les aborder de manière spirituelle et émotionnelle.

Sur ce chemin, les hommes me surprennent. Ils comprennent souvent plus vite que nous les conséquences de la maladie. Peut-être n'est-il pas question de compréhension, car les hommes sont alors dans l'écoute de quelque chose qu'ils ne connaissent pas et qui ne leur appartient pas. Les femmes sont plus souvent parasitées par des pensées telles que « Oh, mais alors mes douleurs ne sont peut-être pas normales », « mince, j'ai certains de ces symptômes ». Les hommes, eux, sans être dans la projection, en viennent assez vite à la question sans détour : « Mais alors, cette maladie empêche d'avoir des enfants, non ? » Avec un partenaire, cette communication est intéressante, elle révèle les trésors de chacun, sa manière de voir la vie, le couple, ses projets. La discussion conduit rapidement à voir si on est compatibles dans la durée. En ce sens, c'est un cadeau.

Une autre sexualité

S'il y a compatibilité et si l'on tombe amoureux, raconter son parcours avec l'endométriose a un retentissement majeur, y compris dans les relations sexuelles. Je parle de l'endométriose avant tout comme d'une maladie qui m'a fait changer de vie et réaliser mes rêves, mais je suis transparente sur le fait qu'elle m'a enlevé un ovaire, une trompe, peut-être abîmé la seconde et qu'elle affecte potentiellement ma fertilité. Le problème, s'il y en a un à faire état de ce parcours et de ses conséquences, en toute vulnérabilité, c'est certainement de placer très vite la relation dans une autre dimension.

Les douleurs et ce rappel du corps qui a besoin d'écoute, de temps, de calme et de douceur peuvent donc être utilisés à bon escient pour sélectionner avec soin un partenaire à la hauteur de notre désir. En effet, pour certains hommes, il n'est pas simple de passer de la fille souriante, attirante, drôle, sexy, intéressante à « la fille qui a un problème », qui dessine un nuage, une averse, un orage, une tempête devant le soleil. Celle qui soulève rapidement des sujets sérieux dans un début de relation n'est pas toujours facile à accepter. C'est à nous de laisser du temps ou de nous éloigner. Rester dans les fantasmes, dans les projections, dans la joie, être encore dans la découverte de l'autre, sur un petit nuage avec des papillons dans le ventre, c'est le rêve de chacun, mais ce n'est pas voir la réalité en face.

La réalité, c'est écouter son corps, son désir, connaître ses limites et en faire part à son partenaire pour continuer à les explorer ensemble. La réalité, c'est admettre que la vie n'est pas toujours facile et qu'elle fait parfois des détours. Lorsqu'on a le courage de la sincérité, des merveilles s'accomplissent, des miracles se produisent, c'est plus intéressant et plus enrichissant.

Oui, parler de sa maladie peut nuire à la vie sexuelle. Mais si aborder le sujet permet de s'assurer que notre partenaire sait écouter, se montrer empathique, curieux, intéressé et respectueux d'un corps qui a souffert, c'est un bon indicateur. Lorsqu'un homme manifeste toutes ces qualités en nous écoutant raconter notre histoire, il les aura aussi dans les moments intimes.

Avec un nouvel amour rencontré lors de ce voyage, en plus du bonheur des cycles et des règles indolores, j'ai également découvert des rapports sexuels plus fluides, sans douleur quelle que soit la position. C'est nouveau. J'apprends à vibrer et à désirer autrement. J'apprends à ne plus être dans le contrôle, car je n'en ai pas besoin. Je peux me détendre, laisser l'autre mener la danse quand il le souhaite, car je n'ai plus de douleurs du tout. En découvrant d'autres sensations et une autre sexualité, je vois ce que l'endométriose fait subir aux femmes, elle ne permet pas de vivre simplement cet instant, elle ne permet pas d'avoir du plaisir sans anticiper les positions, le bon angle, la bonne profondeur, sans prévenir la douleur.

Lorsque j'ai su que je pouvais faire confiance à mon corps, que les décharges électriques, qui traversaient mon vagin jusqu'à la racine de mes cheveux, avaient disparu avec le nodule, j'ai touché les étoiles. Je me suis sentie en phase totale avec mon corps et avec l'amour, j'ai pleuré, beaucoup, laissé s'évanouir des années de contrôle et de peur pour un sentiment de plénitude total. Le chemin s'annonce nouveau, fascinant, et je le souhaite à toutes les femmes avec leur partenaire. Une vie sexuelle libre et joyeuse où l'on prend le temps, le temps de se découvrir lentement, de connaître chaque centimètre du corps de l'autre, de communiquer sur ses désirs, ses blessures physiques et émotionnelles liées à la sexualité, le temps d'être pleinement en soi et de sentir l'énergie de l'autre, chaque caresse, chaque soupir, chaque frisson, chaque vibration. Quand ce moment arrive, les larmes coulent. Des larmes de gratitude, des larmes de relâchement, enfin. Je respire, enfin, je suis moi, enfin, je me sens libre de cette maladie et du contrôle qu'elle requiert.

Trouver l'équilibre

Je suis partie en voyage avec un objectif : respecter mon corps et trouver l'équilibre et je l'ai atteint. À ma grande surprise, cette notion d'équilibre n'est plus la même, elle a bousculé ma manière de penser et de vivre. Je voulais de la douceur, zéro contrainte, le temps et l'espace pour être dans le respect absolu de mon corps et de ses signes. En fait, j'ai dû lâcher prise, car ce qu'on souhaite n'est pas toujours possible et surtout, peu importe de ne pas tout contrôler.

Ce n'est pas une question de lieu géographique, de logement, de travail, d'horaires, de famille, d'entourage ou encore de partenaire idéal. L'équilibre n'est pas un truc tout doux et tout plat. Ce n'est pas se lever chaque jour à la même heure ni avoir les mêmes rituels quotidiens pour sa santé, même s'il est préférable de se coucher tôt et d'éviter les conflits et les émotions négatives. Oui, c'est une forme d'équilibre, mais cette forme-là, je ne la recherche plus, car elle correspond à ce que j'ai toujours essayé de faire : contrôler.

Aujourd'hui, je cherche une autre forme d'équilibre qui consiste juste à m'écouter, à écouter mon corps et mes capacités physiques, mon niveau d'énergie, mes envies, mes rêves, mes émotions, les propositions qui s'offrent à moi et surtout écouter mon cœur ! Tout cela suppose d'accepter de se trouver en déséquilibre un moment pour changer de direction.

L'équilibre, ce peut être de ne pas dormir pendant une nuit parce qu'elle est merveilleuse, amoureuse, créative, voyageuse, inconfortable, dramatique ou insomniaque, quitte à se reposer le lendemain, à mettre sur pause pendant quelques jours. L'équilibre, c'est aussi faire une formation intense de yoga pendant un mois, puis ne plus pratiquer pendant trois semaines parce qu'on est fatigué.

Telle une funambule, j'avance sur un fil et me balance en équilibre. Ce n'est pas stable, ça ne va pas toujours droit, ça secoue un peu, même parfois beaucoup, mais je me balance et je reviens toujours au centre, alors, je continue d'avancer et j'aime ça. Je danse, je danse sans me soucier du regard des autres, sans contrôler mes mouvements, je danse en rythme avec le rythme de la terre, une danse du ventre.

J'ai pu explorer un peu plus mon corps, mon âme, mon mental, mes peurs et mes fonctionnements. J'ai écrit les passages les plus difficiles de ce livre au moment des tremblements de terre à Lombok, coïncidence étonnante d'aller encore plus au fond de soi par la force de l'écriture et de la nature.

Je mets le point final de mon récit à Hawaï, il fait nuit, le vent souffle et l'ouragan Lane place tout le monde en état d'alerte. J'ai lâché prise, complètement, j'ai envie de vivre et ne plus perdre de temps à m'inquiéter, à planifier, à me projeter. Je n'ai pas peur. Pour moi, l'ouragan, la pluie et le vent poussent au loin tout ce passé que j'ai secoué ces dernières semaines avec l'aide de la nature. Encore une fois, ces éléments me reconnectent à la terre, à la nature, à ma nature profonde. Celle qu'il est si bon de rencontrer et de respecter, celle qui murmure, celle qui chuchote, celle qui se mettra à hurler encore si je ne prends pas le temps de l'écouter.

***

Plus d'une année s'est écoulée depuis mon séjour à Hawaï lorsque je corrige ce manuscrit avant qu'il soit mis sous presse et arrive entre vos mains. Nous sommes en mars 2020, je n'ai toujours pas de douleurs, plus de symptômes, je vis finalement sur ma bouée, à Bali, et je suis heureuse, vraiment heureuse. Je suis heureuse, car j'ai compris le message essentiel que cette maladie avait à me transmettre : VIS !